Guía de la Clínica Mayo
sobre envejecimiento saludable

Edward T. Creagan, M.D.

Editor en jefe

Clínica Mayo
Rochester, Minnesota

Envejecimiento saludable

El envejecimiento saludable no ocurre por accidente. No es un evento del azar, regido por sus genes y circunstancias. El envejecimiento saludable requiere planeamiento inteligente y cuidadoso, y un compromiso con un estilo de vida enfocado en cosas tales como una nutrición adecuada, actividades físicas, espirituales y sociales regulares, y recursos económicos adecuados. Los individuos que envejecen mejor son gente de mente positiva, activos en su toma de decisiones y bien informados. Son realistas. Saben que la ganancia en sabiduría puede asociarse a pérdida de la capacidad física.

En estas páginas encontrará recomendaciones que puede utilizar para manejar con éxito el proceso del envejecimiento y mantener o mejorar la calidad de su vida. Este libro está basado en la experiencia de los médicos de la Clínica Mayo y las recomendaciones que proporcionan todos los días en el cuidado de sus pacientes. Los capellanes y los especialistas en administración de la Mayo ayudaron con los capítulos sobre espiritualidad y finanzas.

Acerca de la Clínica Mayo

La Clínica Mayo evolucionó a partir de la práctica de frontera del Dr. William Worral Mayo y la sociedad de sus dos hijos, Willliam J. y Charles J.H. Mayo, a principios de la década de 1900. Presionados por las demandas de su ocupada práctica quirúrgica en Rochester, Minn., los hermanos Mayo invitaron a otros médicos a unirse a ellos, en lo que fueron pioneros de la práctica privada de grupo de la medicina. Actualmente con más de 2,000 médicos y científicos en sus tres sedes principales en Rochester, Minn., Jacksonville, Fla., y Scottsdale, Ariz., la Clínica Mayo está dedicada a proporcionar diagnóstico integral, respuestas y tratamientos eficaces, y a ser una fuente confiable de información de la salud para los pacientes y para el público.

Con la profundidad de sus conocimientos, experiencia y pericia, la Clínica Mayo ocupa una posición sin paralelo como recurso de información acerca la salud. Desde 1983 la Clínica Mayo ha publicado información sobre la salud confiable para millones de consumidores a través de boletines, libros y servicios en línea que han ganado premios. Los ingresos por las actividades de publicación apoyan los programas de la Clínica Mayo, incluyendo la educación e investigación médica.

Personal editorial

Editor en jefe
Edward T. Creagan, M.D.

Gerente editorial
David E. Swanson

Editor de copias
Mary Duerson

Investigadores editoriales
Deirdre A. Herman
Michelle K. Hewlett

Escritores colaboradores
Howard E. Bell
Linda Kephart Flynn
Michael J. Flynn
D. R. Martin

Stephen M. Miller
Robin Silverman
Susan Wichmann

Director creativo
Daniel W. Brevick

Composición y producción artística
Craig R. King

Asistente editorial
Carol A. Olson

Indexación
Larry Harrison

Revisores y colaboradores

Kim M. Anderson, C.F.P.
Rev. Warren D. Anderson, M.Div.
Carolyn S. Beck, Ph.D.
M. Kim Bryan, J.D., C.F.P.
Rev. Jane H. Chelf, M.Div., R.N.
Darryl S. Chutka, M.D.
Richard C. Edwards
Andrew E. Good, M.D.
Marita Heller
Edward R. Laskowski, M.D.
Roger A. Lindahl

Rev. Dean V. Marek
Paul S. Mueller, M.D.
Leon D. Rabe
Teresa A. Rummans, M.D.
Yogesh Shah, M.D.
Ray W. Squires, Ph.D.
Michael J. Stuart, M.D.
Jeffrey M. Thompson, M.D.
Marchant Woodhouse Van Gerpen, M.D.
Janet L. Vittone, M.D.

Prefacio

Hace aproximadamente 100 años, el individuo promedio vivía menos de 50 años. Si usted nació en la década de 1940, puede esperar disfrutar una vida productiva y creativa hasta los 70 u 80 años. Como el famoso pianista de música popular Eubie Blake dijo en su aniversario número 100, "Si hubiera sabido que iba a vivir tanto, me hubiera cuidado más".

Cuidarse a sí mismo física, emocional, social, espiritual y económicamente es de lo que se trata este libro. Las oportunidades que usted tiene para reestructurar su vida después de jubilarse pueden perderse en ausencia de planeamiento y preparación efectivos. Nunca antes un enfoque proactivo del envejecimiento ha tenido tanta importancia vital para la calidad de vida de una persona, en lo que para mucha gente será la aventura más excitante de todas — las décadas finales.

La información de este libro le permitirá hacer selecciones informadas respecto a temas que le importan, mientras usted y los que usted ama examinan cuidadosamente el complejo laberinto de información y de desinformación que está disponible sobre el envejecimiento saludable. Encontrará también historias de personas que han hecho algunos cálculos equivocados a lo largo del camino — y consejos útiles sobre cómo puede aprender de esas experiencias.

Edward T. Creagan, M.D.
Editor en jefe

v

Contenido

Capítulo 1

Hechos y fases

- **Asuma que tendrá una vida muy larga.**
- **La edad avanzada pueden ser los mejores años.**
- **Planee ahora la década final de la vida.**

Si tiene más de 40 años, indudablemente ha confrontado algunos hechos respecto al paso del tiempo. Probablemente ha visto en el espejo que su cara ha desarrollado unas arrugas más. O ha notado que los dolores y molestias se prolongan más después de que ha practicado algún deporte. Muy probablemente ha planeado cuánto dinero necesita apartar cada mes para asegurar un retiro agradable.

Hasta que estamos en la cuarta o quinta década, la edad raras veces significa mucho para nosotros, aunque es un proceso de toda la vida que empieza en el momento en que nacemos. La infancia, la adolescencia y la vida adulta joven están llenas de creencias de inmortalidad. Sólo cuando notamos cambios físicos en nosotros mismos aceptamos que nos estamos haciendo mayores. Sólo cuando empezamos a ver que nuestros padres y amigos envejecen — y algunas veces mueren — empezamos a considerar la posibilidad de nuestro propio final .

Si tiene más de 60 años, probablemente ha descubierto ya la realidad del envejecimiento, pero también se ha dado cuenta de que le queda más vida de lo que pensaba. Tal vez está cuidando a sus padres que ya tienen más de ochenta años y que nunca esperaron que vivirían tanto. Puede ser que esté por jubilarse y no tiene ninguna idea de lo que va a hacer con el tiempo adicional que va a tener — o está preocupado de que los felices días que planea pasar viajando o jugando golf pueden no ser suficientes para satisfacerlo realmente.

Cualquiera que sea la fase de su vida, envejecer, como dicen, derrota la alternativa. Pero tiene ahora innumerables formas para hacer algo más que únicamente envejecer. Puede, de hecho, hacer que la edad avanzada sea el mejor tiempo de su vida. Esto puede significar modificar su comportamiento, o cambiar algunas actitudes muy arraigadas, pero tiene elecciones respecto a cómo envejecer. Como dijo el famoso pianista de *ragtime* Eubie Blake cuando cumplió 100 años, "Si hubiera sabido que viviría tanto, me hubiera cuidado más".

¿Qué tanto vivirá usted?

Año	Esperanza de vida al nacer		Años adicionales después de 65	
	Hombre	Mujer	Hombre	Mujer
1900	46.4	49.0	11.4	11.7
1920	54.5	56.3	11.8	12.3
1940	61.4	65.7	11.9	13.4
1960	66.7	73.2	12.9	15.9
1980	69.9	77.5	14.0	18.4
2000	73.2	79.7	15.8	19.3

El tiempo, como dicen, es todo. Si usted era un bebé en 1900, podía esperar vivir hasta los 45 o 50 años de edad. Si sobrevivía la embestida de las enfermedades de la infancia y llegaba a los 65 años, probablemente viviría hasta los 75 años. Por otro lado, alguien que nació el año pasado y vive hasta los 65 años, puede esperar vivir hasta principios los 80 u 85 años.

Fuente: *Office of the Chief Actuary, Social Security Administration*

¿Qué es el envejecimiento?

Las realidades del envejecimiento han cambiado, aunque no hayan cambiado algunas de nuestras creencias al respecto. Jubilarse a los 65 años, por ejemplo, significaba que estaba usted cerca del fin de su vida. Cuando la Seguridad Social se inició en 1935 en EUA, la esperanza de vida era aproximadamente de 63 años. Los políticos calcularon que habría suficientes trabajadores activos capaces de sostener a las pocas personas que llegarían hasta la edad designada — y que los que recibirían un cheque mensual tampoco durarían mucho. Sin embargo, en estos días, la mayor esperanza de vida significa que la mayoría de los que se jubilan recibirán los beneficios de la Seguridad Social durante dos décadas aproximadamente. En otras palabras, los que tienen 65 años no están cerca de ser viejos todavía.

En el siglo pasado, los avances en la medicina, la ciencia y la tecnología nos ayudaron a vivir más, y a tener vidas más saludables. Entre 1900 y 2000, el promedio de esperanza de vida al nacer aumentó aproximadamente de 47 a 76 años; 62 por ciento de incremento en

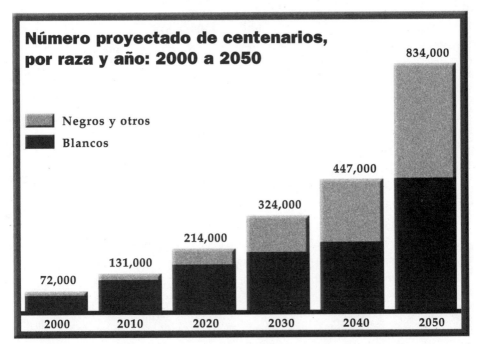

Número proyectado de centenarios, por raza y año: 2000 a 2050

Negros y otros
Blancos

2000: 72,000
2010: 131,000
2020: 214,000
2030: 324,000
2040: 447,000
2050: 834,000

Fuente: *J. C. Day, 1996, Population Projections of the United States by Age, Sex, Race, and Hispanic Origin. U.S. Bureau of Census, Current Population Reports, P25-1130, U.S. Government Printing Office, Washington, D.C.*

nuestro tiempo asignado en el planeta. Y la situación es mejor todavía si puede usted superar las enfermedades de la infancia, las infecciones, el cáncer y las enfermedades del corazón. Por ejemplo, una mujer que llega a su aniversario número 50 sin cáncer o una enfermedad cardiaca puede esperar llegar a los 92 años. La mujer sana promedio que tiene 65 años ahora puede esperar llegar a los 84 años.

De toda la gente que históricamente ha llegado a los 65 años, la mitad está viva actualmente. Además, el grupo mayor de 85 años es el segmento demográfico de más rápido crecimiento en países como Estados Unidos, aunque el número de centenarios ha experimentado un aumento notable también. Entre 2000 y 2050, el número de personas que tienen 100 años aumentará casi 1,100 por ciento, a una cifra récord de 834,000 personas.

Un hierro en el fuego

Mis padres me dijeron que, si trabajaba duro y daba un 110 por ciento, mi patrón me cuidaría. Durante un tiempo así fue, pero luego cambió en una forma que nunca pude haberme imaginado.

Durante muchos años, llegué a trabajar temprano y me quedaba hasta tarde. Me esforcé en busca de clientes, haciendo llamadas de seguimiento y visitas personales para asegurarme que nuestros productos llegaban a tiempo y el cliente estaba contento. De regreso a la oficina, era muy bueno en el difícil manejo de la política de la empresa. Pronto subí a los niveles gerenciales medios. Era un superviviente. Me sentía contento y pensaba que estaría ahí hasta que me jubilara. Pero estaba equivocado.

Las primeras advertencias cruzaron por mi escritorio en forma de memos respecto a la "necesidad de restringir los costos" y "utilizar servicios externos". Los servicios de vigilancia, los servicios de alimentos, la seguridad — uno por uno los departamentos completos fueron reemplazados por servicios externos. Los nuevos empleados que caminaban por los pasillos eran jóvenes recién egresados de la universidad y no tenían sentido de lealtad o conexión con el resto de nosotros.

Luego me tocó a mí — ése es el punto. Así nos mostraron la puerta a los empleados más viejos. Nos reemplazaron con jóvenes, les pagaron salarios más bajos y les dieron menos beneficios, y ahorraron una buena cantidad. A los ojos de la corporación yo era obsoleto — un riesgo, no una inversión. Supe luego que necesitaba un plan nuevo.

Hice un balance de mis intereses y talentos. Me gusta la gente y soy un lector ávido y amante de los libros. A menudo sueño durante el día

En los últimos 10 años, los científicos han hecho grandes avances en la batalla contra el envejecimiento. Actualmente se están llevando a cabo más de 100,000 proyectos de investigación en numerosas disciplinas en todo el mundo para hacer más lento el envejecimiento. Los científicos están estudiando todo, desde clonar para obtener repuestos hasta la manera en que mutaciones del ADN afectan el envejecimiento, y el tratamiento del cáncer con virus.

Es claro que ser viejo ya no es lo que era antes. Y ahora que 78 millones de los *baby boomers* se aproximan a sus años de jubilación, el concepto seguirá evolucionando. Las Naciones Unidas consideran que hacia el año 2050 casi 2,000 millones de personas tendrán por lo menos 60 años — un número igual a la población actual combinada de América del Norte, Europa e India. Los expertos hablan de lo que pasará con los sistemas de seguridad

que me ofrezco de voluntario en la biblioteca después de que me retire. ¿Me pagarán por hacer lo que yo quiero?

Conocí a la supervisora de la biblioteca del condado y le dije que estaba por dejar mi profesión en un par de años, tal vez antes. Ella me explicó que los trabajos en la biblioteca no están siempre disponibles. Cuando esto sucede, muchas personas solicitan, y hay un proceso formal de contratación para asegurar la equidad. Por lo tanto, le dejé mi currículum, y me propuse que en una forma amistosa y sin presión la llamaría regularmente para que pudiera conocerme y ver que realmente estaba interesado. Sólo saber que tenía otro hierro en el fuego me hizo el trabajo más soportable.

Dos años después de esa primera entrevista, mi persistencia dio fruto. El sistema de biblioteca del condado anunció un trabajo para un asistente de bibliotecario en mi población. Solicité y conseguí el trabajo aunque tenía 50 años. La vida me sonríe de nuevo.

Gerente de manufactura — Alexander, Ohio

Puntos a ponderar

- La jubilación puede llegar más pronto de lo que usted piensa. Planee anticipadamente.
- Haga un inventario de sus intereses y talentos. Sea asertivo para encontrar formas de utilizarlos.
- Esté preparado para reinventarse de nuevo.
- Desarrolle habilidades y contactos que sean portátiles. Si el barco se hunde, su carrera seguirá flotando.

social ante el flujo gigantesco de nuevos jubilados; pero todo lo demás se afectará también, desde los cuidados de la salud hasta las familias, desde el empleo hasta los precios de las casas.

Más en el medio

Una vida más larga puede no ser deseable si los años adicionales sólo se acumulan al final, cuando la declinación de la salud es más probable. Pero parece más bien que estamos pasando más tiempo en el medio. Los científicos sociales han acuñado una palabra para estos años adicionales. "Medioscencia", dicen, es semejante a adolescencia, que define también un grupo que no está suficientemente listo para la siguiente fase de la vida.

La medioscencia va de los 40 a los 60 años, una fase que la gente consideraba como la edad mediana. Ahora es a menudo un periodo de crecimiento y renovación, cuando es posible todavía embarcarse en

Diferencias entre los sexos

Es un hecho simple que las mujeres viven más que los hombres. En la mayoría de los países desarrollados, las mujeres pueden esperar vivir aproximadamente 7 años más que los hombres, aunque la diferencia es todavía mayor en algunas naciones, como en Rusia. En Estados Unidos, casi la mitad de las mujeres mayores de 65 años son viudas.

¿Es biológico? Los gerontólogos no lo creen así. Dicen que se reduce a una vida de comportamientos. Los investigadores reconocen que los hombres podrían evitar hasta 70 por ciento de enfermedades si se hicieran exámenes médicos regulares y se cuidaran más.

¿Qué hacen las mujeres que no hagan los hombres? Las mujeres tienen más probabilidad de vigilar la dieta, hacer ejercicio, buscar opiniones médicas, comprar libros de autoayuda y unirse a un club de salud. También se hacen escrutinios de salud más frecuentemente que los hombres. Además, los hombres están acostumbrados a aguantar, y a menudo sienten vergüenza cuando se quejan de sus dolores.

Cuando se trata de la esperanza de vida, los hombres están muy atrás en la batalla de los sexos. Los investigadores médicos, sin embargo, han demostrado que no tiene por qué ser así.

aventuras que una vez se reservaron para los que eran mucho más jóvenes. Por ejemplo, considere la tasa de nacimientos en las mujeres mayores de 40 años en Estados Unidos, que ha aumentado 50 por ciento en las últimas dos décadas. Diferir el embarazo 10 a 20 años "puede ser la modificación voluntaria más radical del ciclo de la vida", escribió Gail Sheehy en 1995 en su libro, *Nuevos pasajes.*

Pero los años agregados significan también que algunos de nosotros podemos pasar más tiempo en un estado de incapacidad al final de nuestra vida, en parte porque la nación ha hecho demasiado poco para promover un envejecimiento sano. Y ésta es la razón de este libro. Hace un siglo, el adulto promedio estaba enfermo solamente 1 por ciento de su vida; actualmente el adulto promedio pasará más de 10 por ciento de su vida luchando con las enfermedades. Los avances médicos han eliminado muchas de las enfermedades que padecía la gente en la juventud, pero la ciencia no ha investigado adecuadamente los trastornos crónicos que acompañan al envejecimiento. Y aunque nos cuidamos mejor como grupo, las tasas de obesidad, vida sedentaria, tabaquismo y abuso de alcohol son todavía demasiado altas.

No se trata de la jubilación

No se es "viejo" súbitamente cuando se llega a los 65 años, cuando se es abuelo o cuando se pasa por la menopausia. Se es viejo únicamente cuando se piensa que se es viejo, cuando usted "acepta una actitud de latencia, de dependencia de otros, de una limitación sustancial de la actividad física y mental, y de restricciones en el número de personas con las que interactúa", escribió el ex-presidente Jimmy Carter en 1998 en su libro, *Las virtudes del envejecimiento.*

En otras palabras, envejecer se encuentra en gran parte en la mente. Bueno, casi en gran parte en la mente. Siga leyendo. Mientras el cuerpo puede envejecer, la mente, en su mayoría, sigue tan joven como se siente. Si espera vivir una larga vida llena de vitalidad física, humor y relaciones sociales, entonces esta creencia fundamental se vuelve un diagrama interno que en gran parte predice el futuro. Pero, si está convencido de que la edad mayor será un tiempo de vacío, depresión y enfermedad, probablemente se encuentre sufriendo una desolación mental que ciertamente lleva a debilitamiento físico. En general, las expectativas negativas harán que envejezca más rápidamente de lo que planea la naturaleza.

Todo cuenta

Por supuesto, no es únicamente lo que está en la mente cuando llega a un determinado aniversario. La calidad de vida en la edad avanzada será la acumulación de los hábitos, creencias, experiencias y actitudes que ha acumulado al pasar por la vida. Por ejemplo, ¿cree que el ejercicio es bueno?, ¿camina, por esta razón, 30 minutos todos los días? Entonces probablemente será más sano a los 70 años que alguien que considera que el ejercicio es una pérdida de tiempo. ¿Es una persona que considera los reveses menores de la vida como un reto personal, o piensa que el fracaso es una conspiración contra usted? Los estudios muestran que muchos más optimistas que pesimistas llegan a una edad avanzada.

De hecho, los Centros de Control y Prevención de Enfermedades de Estados Unidos estiman que más de la mitad del potencial de salud durante toda la vida es determinado por sus propias actitudes y acciones. Además de sus actitudes respecto al ejercicio y al fracaso, considere estas preguntas: ¿fuma o masca tabaco?, ¿toma alcohol en exceso?, ¿está muy pasado de peso? La calidad de vida en los años avanzados puede incluso depender de acciones tan aparentemente intrascendentes como el uso de filtros solares o cinturones de seguridad. Al final, todo cuenta.

Un mundo de posibilidades

Si usted era una bebé en 1940, podía esperar vivir hasta aproximadamente los 66 años (si fue un bebé, aproximadamente hasta los 61 años). Pero la vida ha cambiado, y ahora puede tener 70 años o más y sentirse bien. En la juventud no pensó mucho en la jubilación porque sus padres no estaban probablemente retirados. En esos días se trabajaba hasta que se moría, y así eran las cosas. Al llegar el siglo XX, casi 90 por ciento de los hombres de edad avanzada que podían trabajar lo hacían, en comparación con menos de 20 por ciento que trabajan ahora generalmente porque quieren.

De hecho, estos niños de la década de 1940 están al frente de una población que envejece que ha tenido que inventar una nueva realidad para ellos mismos en la vida avanzada, una realidad que incluye considerable tiempo libre después del retiro. ¿Qué han hecho? Algunos han empezado nuevos negocios; otros se han dedicado a estudiar. Algunos tienen nuevos pasatiempos, han aprendido a usar la computadora o han viajado por el mundo. Otros han hecho servicio voluntario o han pasado el tiempo cuidando a sus nietos.

Sin embargo, en su mayoría, han tenido que imaginarlo ellos mismos. Aunque los investigadores médicos han estado ocupados diseñando soluciones para las enfermedades que ponen en peligro la vida, nadie ha estado trabajando en una idea que valga la pena respecto a lo que estos incontables hombres y mujeres maduros podrían hacer con los años adicionales que tendrán. Tal vez por eso muchos retirados buscan actividades significativas, y por eso unos 40 millones de ellos pasan un promedio de 43 horas por semana viendo televisión.

Algo que hacer

Es casi seguro que las actividades diseñadas para la gente de edad avanzada seguirán aumentando al llegar los *baby boomers* a los 65 años para el año 2011. Así como su número ha inspirado desde programas para la juventud hasta productos para alisar las arrugas de la cara, sus años avanzados pueden abrir nuevas oportunidades para ofrecerse como voluntarios, viajar y estudiar.

Pero no piense que se trata sólo de esperar simplemente la nueva asignación. Aunque le ofrezcan nuevos programas organizados — Senior Corps, por ejemplo, reúne a unas 500,000 personas que trabajan de tiempo parcial como abuelos sustitutos, prestadores de cuidados de la salud, tutores y más (vea su sitio en Internet en *www.seniorcorps.org*) — tendrá que tomar decisiones respecto a cómo quiere pasar sus últimos años. Está en el lugar del conductor. Pero nadie arrancará el automóvil por usted.

Lo que decida será increíblemente importante. Después de todo, su propósito primario no debería ser permanecer vivo todo lo que pueda, sino saborear todas las oportunidades de alegría, productividad y plenitud. Los últimos años pueden ser un tiempo de renovación, cuando es posible explorar opciones y planes para el futuro, especialmente si tiene el don de una buena salud. Puede verse liberado de algunas responsabilidades, como la educación de los hijos, o tomar nuevas responsabilidades, como cuidar a sus padres. Lo que haga con sus circunstancias, tendrá que determinarlo usted.

¿Cuáles son los planes para el futuro?

La gran pregunta respecto a cómo envejecer se centra en la salud. Si tiene 65 o 70 años y es sano, una multitud de elecciones estarán esperándolo al envejecer. Si está incapacitado, estará limitado en lo que puede hacer en los años avanzados.

Sorprendentemente, los genes son responsables aproximadamente de una tercera parte de los efectos del envejecimiento; el resto se debe principalmente al estilo de vida y al ambiente. Si su padre y su abuelo murieron jóvenes por ataques cardiacos, por ejemplo, puede inclinarse a pensar que le espera el mismo destino. Aunque puede tener una tendencia genética para enfermedades del corazón, la dieta, el ejercicio, los medicamentos y evitar el tabaco desempeñan un papel significativo respecto a desarrollar un problema cardiaco. Esto quiere decir que tiene cierto control sobre la forma de envejecer. La mente y las emociones son importantes.

Un viajero

Cuando me uní a los servicios de seguridad encontré que el trabajo era estimulante (apasionante). Hacia los 56 años, me había cansado de las pandillas, drogas y violencia. Descubrí mi propia mortalidad y no quise ya ser un blanco humano de los marginales de la sociedad.

Después de 6 meses de jubilación prematura, estaba totalmente aburrido. Aumenté casi 10 kilos de peso y, no es broma, tenía un callo en el dedo del control remoto. Todavía tenía mi licencia comercial de conducir, que obtuve hace algunos años. Por lo tanto, la renové y conseguí un trabajo conduciendo un camión de cemento. Esto estuvo bien un par de meses, pero era estacional. Vi un anuncio en el periódico para un conductor de autobús para turistas, lo solicité y lo obtuve. Quién hubiera pensado que lo disfrutaría tanto.

Mi trabajo era llevar gente retirada a casinos, centros comerciales, museos y otros lugares turísticos. Después de un par de semanas, empecé a reconocer caras familiares. No sé si es porque me gusta escuchar o porque hay algo respecto a ser un conductor de autobús que hace que la gente quiera contarle sus historias.

Los pasajeros sabían que yo me quedaba en el autobús, algunas veces durante horas, mientras ellos hacían lo que querían, así que

Todo se acumula

Nunca será insistir demasiado: los hábitos de la juventud y de la edad mediana lo acompañan hasta la vida avanzada. Años de fumar, consumir alcohol en exceso, demasiado poco ejercicio y comer abundantemente producen daño físico que a menudo se atribuye equivocadamente a la edad. Un estudio reciente de investigadores de la Universidad de Stanford encontró que la gente de edad mediana que cuida el peso, hace ejercicio y no fuma no sólo vive más sino que tiene menos años de enfermedad y menos dependencia de los demás al envejecer.

¿Puede deshacer toda una vida de malos hábitos? Los investigadores dicen que nunca es demasiado tarde. Considere los cigarrillos, por ejemplo. Si deja de fumar, el riesgo de enfermedad del corazón empieza a disminuir casi inmediatamente. En cinco años, tendrá casi la misma probabilidad de una enfermedad del corazón que alguien que nunca fumó. Se requieren 15 años para disminuir las

---

venían y hablaban de divorcios, bancarrotas, éxitos, fracasos, problemas de salud, hijos adultos que no progresan bien — todo eso. Nos reíamos mucho también. Más de unas cuantas personas decían que era más divertido quedarse en el autobús que en las máquinas tragamonedas. Y mucho menos costoso.

Lo que los pasajeros probablemente no sabían es que yo me divertía igual que ellos. Me convertí en un "psiquiatra" de 44 pasajeros. Nunca impartí consejos sobre cosas que no sabía. Era simplemente un puerto en la tormenta, alguien con quien hablar. Nunca me sentí tan necesario.

Oficial de correccional — Detroit, Mich.

Puntos a ponderar

- Encuentre ocupaciones, pasatiempos y oportunidades de trabajo voluntario que lo hagan sentir bien con usted mismo.
- Sea creativo y de mente abierta respecto a intentar nuevas experiencias. Puede abrir un nuevo capítulo en su vida.
- Siga conectado con su familia, amigos y grupos.

probabilidades de enfermedad pulmonar, pero si no deja de fumar, nunca disminuirán las probabilidades.

En cuanto al ejercicio, los estudios han mostrado que incluso los frágiles residentes de un asilo de ancianos que están en programas de entrenamiento de fuerza muscular logran algo más que bíceps más fuertes. La salud global y la capacidad para llevar a cabo las actividades de la vida diaria mejoran también. Pero cuando se suspende el entrenamiento de fuerza muscular, se pierden los beneficios de la mejoría. Por lo tanto, el entrenamiento de fuerza muscular o resistencia debe ser parte de un programa completo de ejercicio.

Empiece ahora

Sin importar cuál es su edad, puede usted — y debe — empezar a prepararse para sus años posteriores. Si es usted un medioscente, tiene tiempo suficiente para prepararse para la edad avanzada, ya sea iniciando un programa de ejercicio, diseñando una dieta mejor o afinando sus habilidades sociales. Si ya está retirado, no es demasiado tarde para decidir cómo — y qué tan bien — quiere vivir los siguientes 10, 20 o 30 años. Puede ser que quiera aprender alguna actividad específica, aprender computación, ofrecerse como voluntario en la escuela local o asistir a la iglesia todos los domingos. Usted es el dueño de su propia calidad de vida. Usted es el capitán de su barco.

En estas páginas le proporcionamos instrumentos, tácticas y estrategias para que los años avanzados sean más significativos, productivos y creativos. Le ayudaremos a contestar preguntas como éstas:

- ¿Qué lo puede mantener sano?
- ¿Quién hará la diferencia en su vida?
- ¿Cómo puede mantener la independencia?

Hemos reunido la información más reciente de nuestros expertos sobre el envejecimiento para darle un panorama de un tópico de gran importancia.

Lo que usted aprenderá

En unas cuantas palabras, le daremos consejos para envejecer saludablemente, que incluyen ideas como éstas:

Ejercite la mente. Olvide todas las ideas de que las células del cerebro se están muriendo cuando llega a una edad avanzada. La investigación muestra que las personas que se mantienen activas tienen mayor probabilidad de permanecer mental y físicamente estimuladas y, como resultado, disfrutan una mejor calidad de vida. Sea abierto a nuevas oportunidades de aprender.

Manténgase físicamente activo. Si es una persona sedentaria de 80 años de edad, podría usar la mitad de la energía física sólo para bañarse. Pero puede evitar ese escenario si hace ejercicio regularmente. De hecho, el ejercicio es probablemente lo más importante que puede hacer para envejecer con éxito. El acondicionamiento físico le permitirá funcionar mejor en las actividades de la vida diaria — y vivir más y mejor, incluso en presencia de otros problemas de salud o malos hábitos. No tiene usted que asistir a un club local de salud para mantenerse físicamente activo. Busque las oportunidades diarias para ser más activo. Caminar, nadar y andar en bicicleta son adecuados para las articulaciones.

Coma bien. Mamá tenía razón. Incluir abundante fruta, verduras y granos enteros en la dieta no sólo es bueno para usted sino que lleva a una vida más larga. Lo mismo pasa limitando las grasas saturadas, el colesterol, el azúcar y el sodio de la alimentación. Una alimentación para envejecer con éxito incluye también suficiente agua.

Elimine los malos hábitos. No puede abolir todos los riesgos de su vida, pero puede tener control sobre algunas cosas que son malas para usted. En particular, si quiere una vida larga y saludable, evite el alcohol en exceso y la nicotina en todas sus formas, incluyendo cigarrillos, el humo del cigarro de segunda mano y mascar tabaco.

Cuide su actitud. Usted es lo que usted piensa. A través de la vida, es importante permanecer concentrado en lo que es importante y no tomar en cuenta lo que no lo es. La capacidad para adaptarse y el sentido del humor son instrumentos que pueden ayudarlo. Las preocupaciones innecesarias minan energía y vitalidad. Como escribe Loretta LaRoche en 1998 en su libro, *Relájese: Puede que sólo le queden unos minutos*, "Nadie ha dicho al morir, 'Ojalá no hubiera reído tanto' ".

Alimente el espíritu. Tenga fe. Sin importar lo que llame su fuente de inspiración, es importante definir y practicar la espiritualidad. La investigación muestra que la gente que confía en la oración transita más fácilmente por los periodos difíciles de la vida, y la gente que usted conoce en una comunidad de fe, lo ayudará a mantenerse también.

Siga relacionado. Ser parte de una red social de amigos y familiares es uno de los mejores indicadores de longevidad. ¿Qué tan importante es? En Estados Unidos, la gente de 75 años o más que vive sola tiene una tasa de mortalidad de más del doble que las personas que tienen compañeros. Puede seguir relacionado también ofreciéndose como voluntario o uniéndose a un grupo de apoyo. Fomente las relaciones con amigos más jóvenes. Los amigos más jóvenes proporcionan entusiasmo; los adultos mayores proporcionan sabiduría.

Planee anticipadamente. Sin importar lo que haga, envejecerá — o por lo menos ésa es la esperanza. Pero puede determinar algunos aspectos del proceso. Piense en sus asuntos económicos, dónde va a vivir en el futuro, y lo que ha hecho por sus seres queridos. Asegúrese que ha definido lo que es importante para usted ahora y lo que será más crítico al avanzar los años. No tiene que ser rico para ser feliz, pero trate de presupuestar para desarrollar actividades y un estilo de vida que tenga valor para usted

Seguramente es importante asegurarse que sus ahorros están bien invertidos, pero piense también cómo y con quién quiere pasar el tiempo, qué clase de vida quiere llevar y qué clase de persona quiere ser. Como usted sabe, no llegará súbitamente a una edad avanzada: será únicamente una extensión de lo que es ahora, de lo que pasará a lo largo del camino, y de los cambios que haga para mejorar su vida. Al leer este libro y reflexionar sobre la necesidad de los ajustes en su forma de vida, recuerde que los años tardíos pueden ser el tiempo más rico de la vida, si usted quiere que lo sean. La elección — en su mayor parte — depende de usted.

Capítulo 2

El cuerpo

- Conozca cómo afecta el envejecimiento al cuerpo.
- Tiene el poder de manejar lo que declina.
- Actúe para mantener la salud.

¿Qué puede esperar de su cuerpo al envejecer? ¿No sería muy bueno que el médico le diera un memo describiendo todos los cambios por venir? Pero todos respondemos al paso del tiempo en una forma diferente, influenciada por nuestros genes, nuestras elecciones de estilo de vida, nuestro ambiente y una multitud de factores más.

Cómo enfrentar el cambio

Nadie puede predecir cuánto tiempo vivirá. Pero todos tenemos algunas cosas en común. Como dijo una vez el Dr. Charles H. Mayo, "Lo único que es permanente es el cambio". Nuestra carne, huesos, músculos, nervios y órganos tienen una vida limitada. Algunas partes tienden a perder el brillo o gastarse más pronto que otras. Otras, si se les cuida adecuadamente, parecen pasar por los años con más gracia.

Este capítulo describe algunas de las formas en que los órganos y sistemas del cuerpo cambian al avanzar la edad, así como algunas enfermedades y trastornos que son más comunes en los adultos mayores. No todos estos cambios y enfermedades son inevitables.

Gran parte de la declinación que atribuimos al envejecimiento se debe en realidad a la inactividad y a otras elecciones del estilo de vida.

Este capítulo proporciona información también para ayudarlo a prevenir, minimizar o por lo menos manejar muchos de estos cambios. La sección final, llamada "Cómo preservar el estilo de vida" (ver pág. 43), incluye consejos sobre el acondicionamiento físico, la nutrición, la sexualidad y el sueño, para ayudarlo a mantener o mejorar su calidad de vida al envejecer.

Los huesos, músculos y articulaciones

Aunque pueda pensar en los huesos como duros, rígidos y que no cambian, éstos se renuevan constantemente y responden a las demandas que se les exigen. Los huesos alcanzan la masa máxima entre los 25 y 35 años de edad. En los años siguientes declinan ligeramente en tamaño y densidad. Una consecuencia de esta disminución es que la estatura puede disminuir. Otra es que los huesos se vuelven más frágiles, haciéndolos propensos a fracturas.

Los problemas que afectan los huesos y articulaciones tienden a ser crónicos y a menudo se agravan con el tiempo. La mayoría no ponen en peligro la vida pero pueden alterar significativamente el estilo de vida y llevar a discapacidad.

Los músculos, tendones y articulaciones pierden generalmente fuerza y flexibilidad al avanzar la edad. Si ha llevado una vida activa, hacia los 60 años de edad los músculos habrán perdido un poco de la fuerza que tenían en la juventud. Tendrá menos flexibilidad, los reflejos serán más lentos y la coordinación será peor. Probablemente necesitará un poco más de tiempo para llegar a donde quiere.

Si tiene una enfermedad que mina la energía o una dolencia que afecta la movilidad, puede presentar un mayor deterioro. La artritis y la osteoporosis, por ejemplo, pueden implicar mayor lentitud, sobre todo si llevó una vida más sedentaria antes de que se desarrollaran estos problemas.

Artritis. En la mayoría de los casos, la artritis es simplemente el deterioro de una articulación. La herencia, alimentación, peso excesivo, lesiones previas y enfermedades de las articulaciones son posibles factores contribuyentes. Pero el uso diario también lo es.

La osteoartritis, algunas veces llamada artritis degenerativa o enfermedad articular degenerativa, está presente en cierto grado en más de 80 por ciento de los adultos mayores. Generalmente causa dolor y rigidez y empieza en la columna o en las articulaciones grandes como caderas y rodillas, que soportan el peso del cuerpo. Puede verse en otras partes, como en los nudillos. Debido a que la respuesta natural al dolor articular es mover menos la articulación, usted usa los músculos de esa área menos frecuentemente y empiezan a disminuir de tamaño y a perder fuerza.

La artritis reumatoide es una enfermedad autoinmune, una enfermedad en la cual el sistema inmunológico del cuerpo se ataca a sí mismo. En la mayoría de los casos de artritis reumatoide, que es mucho menos frecuente que la osteoartritis, se afectan las articulaciones de las muñecas, manos, pies y tobillos. Las articulaciones afectadas están hinchadas, dolorosas y calientes durante el ataque inicial y durante las reactivaciones que pueden seguir. Aunque a menudo es crónica, la artritis reumatoide tiende a variar en severidad y puede aparecer y desaparecer. La enfermedad puede llegar en cualquier edad, pero con mayor frecuencia se desarrolla en personas de 20 a 50 años de edad. Afecta aproximadamente al doble de mujeres que hombres.

Osteoporosis. La osteoporosis es causada por una pérdida gradual del contenido mineral de los huesos, haciéndolos más delgados, más débiles y propensos a fracturas. A diferencia de otros problemas de huesos y articulaciones, la osteoporosis no produce síntomas al principio. Una fractura de un hueso puede ser la primera indicación de un problema. La disminución de la estatura puede ser también un signo.

Aproximadamente 25 millones de estadounidenses tienen osteoporosis. La enfermedad causa más de un millón de fracturas cada año en ese país — generalmente en la columna, caderas o muñecas. Las fracturas por osteoporosis son aproximadamente dos veces más frecuentes en las mujeres que en los hombres. Hacia los 75 años de edad, una tercera parte de los hombres tienen cierto grado de osteoporosis.

Ciertas fracturas, como en la cadera, pueden limitar de manera importante o terminar con la independencia o incluso con la vida. Aunque la cirugía para reparar la fractura es habitualmente eficaz, el periodo de recuperación es largo, y pueden ocurrir complicaciones que ponen en peligro la vida. De hecho, la tasa de muerte en un año de una fractura de la cadera varía de 12 a 20 por ciento.

Qué puede hacer

Reposo, analgésicos y calor. El reposo, los analgésicos y el calor ayudan generalmente a disminuir el dolor articular y muscular. El acetaminofén y los antiinflamatorios no esteroideos, llamados AINE, como el ibuprofén y el naproxén, pueden ser bastante eficaces. Si las articulaciones o los músculos con dolor no responden a estas medidas de autocuidado, hable con el médico. Una nueva generación de analgésicos que requieren prescripción, llamados inhibidores de COX-2, están disponibles ahora. Las inyecciones o la cirugía en las articulaciones como el reemplazo de la cadera pueden proporcionar una buena recuperación.

Dos suplementos dietéticos llamados glucosamina y sulfato de condroitina han llamado mucho la atención como tratamiento de la osteoartritis. Hasta que se disponga de más datos de investigación, los médicos de la Clínica Mayo consideran que los suplementos son potencialmente útiles para los pacientes con síntomas significativos. Igual que con cualquier otro medicamento, consulte al médico antes de usar estos suplementos.

Ejercicio regular. Estar activo es una de las mejores armas contra la osteoporosis y la pérdida de movilidad debida a la artritis. Si está en buena condición física antes de un accidente o de una enfermedad, se recuperará más rápidamente. Las actividades que soportan peso (esto es, cualquier actividad que se haga de pie con los huesos soportando el peso) y el entrenamiento de fuerza ayudan a preservar y fortalecer los huesos. Los ejercicios aeróbicos en el agua son más fáciles para las articulaciones (ver "Ejercicio", página 43).

Mantenga un peso saludable. La reducción del exceso de peso ayuda a disminuir el estrés y la carga sobre los músculos y articulaciones.

Considere la terapia hormonal de reemplazo. Si usted es mujer, hable con el médico respecto a la terapia hormonal de reemplazo (THR) para prevenir o tratar la osteoporosis. Los estrógenos, un componente de la terapia hormonal, hacen más lenta la pérdida de calcio, restablecen el hueso perdido y disminuyen el riesgo de fracturas de la columna o de la cadera por lo menos 50 por ciento. La terapia más efectiva es en los seis a ocho años que siguen a la menopausia. Pero si ya tiene osteoporosis, empezar la THR puede todavía aumentar la densidad de los huesos. Si no puede o no quiere tomar estrógenos, otros medicamentos de prescripción pueden ayudar a hacer más lenta la pérdida de hueso y pueden aumentar la densidad de los huesos.

Consuma calcio y vitamina D. El calcio y la vitamina D son nutrientes esenciales para construir y mantener la masa ósea. Los productos lácteos, como leche, yogur y queso, son ricos en calcio. El hígado, el pescado y la yema del huevo son ricos en vitamina D. Y sólo 15 minutos de sol por lo menos tres veces por semana ayudan al cuerpo a elaborar su propia vitamina D.

No fume. Fumar interfiere con la absorción de calcio y disminuye la cantidad de estrógenos que el cuerpo produce. Los estrógenos ayudan a proteger de la pérdida de hueso.

Limite el alcohol. El consumo excesivo de alcohol puede disminuir la tasa de formación de hueso y puede deteriorar la capacidad del cuerpo para absorber calcio (ver página 33).

El cerebro y el sistema nervioso

El cerebro necesita un aporte constante de oxígeno y nutrientes que la sangre lleva a través de diferentes arterias importantes. Uno de los cambios más importantes relacionados con la edad que puede afectar el cerebro ocurre en estas arterias. Con el tiempo, pueden acumularse depósitos de grasa en las paredes de las arterias (aterosclerosis). Estos depósitos pueden estrechar el paso a través de los vasos, poniéndolo en riesgo de un ataque cerebral.

Ataque cerebral. La mayoría de ataques cerebrales ocurren cuando un coágulo de sangre bloquea el flujo de sangre al cerebro. Si el bloqueo continúa más de unos cuantos minutos, las células del cerebro en el área afectada pueden destruirse.

El ataque cerebral es la tercera causa de muerte en países como Estados Unidos y la primera causa de incapacidad importante. La gente que ha tenido un ataque cerebral previo o que ha presentado síntomas leves de ataque cerebral que desaparecen en las siguientes 24 horas (llamado ataque de isquemia transitoria, o AIT) tienen un riesgo mucho mayor de un ataque cerebral. Otros factores de riesgo incluyen presión arterial alta, enfermedad cardiaca, diabetes, fumar y una alimentación rica en colesterol y grasas saturadas. En general, los hombres, los negros, las personas mayores de 55 años y la gente con antecedentes familiares de ataque cerebral tienen también un riesgo más elevado.

Qué puede hacer

Conozca los signos de advertencia de un ataque cerebral. Busque atención médica inmediatamente si nota uno o más de estos síntomas:

- Aparición súbita de hormigueo, debilidad o parálisis en la cara, un brazo o una pierna, generalmente en un lado del cuerpo
- Pérdida del habla, o dificultad para hablar o entender el lenguaje

- Visión borrosa o pérdida de visión repentinas, generalmente en un ojo
- Mareo, pérdida de equilibro o de coordinación
- Cefalea súbita intensa, sin causa aparente

Pida que hagan un análisis de sangre y que le tomen la presión arterial. Puede tener presión arterial alta sin saberlo. Si las grasas de la sangre (lípidos) están elevadas, el médico le recomendará cambios en el estilo de vida y posiblemente un medicamento.

Deje de fumar. Los fumadores tienen un riesgo 50% mayor de un ataque cerebral que las personas que no fuman.

Disminuya las grasas y la sal. Disminuir las grasas y la sal de los alimentos ayuda a reducir el riesgo de colesterol alto, presión arterial alta y obesidad.

Permanezca activo. El ejercicio puede fortalecer el corazón, mejorar la circulación y disminuir la presión arterial y los niveles de colesterol. Hable con el médico antes de empezar algún nuevo programa de ejercicio. (Ver "Ejercicio", página 43.)

Si toma alcohol, hágalo con moderación. Consumir más de una o dos bebidas al día puede aumentar la presión arterial (ver página 33).

Demencia y enfermedad de Parkinson

Usted nace con miles de millones de células cerebrales. Al avanzar la edad, algunas de estas células pueden morir o funcionar mal. El cuerpo produce también gradualmente menos sustancias químicas que necesitan las células del cerebro para funcionar. En la mayoría de los casos, no notará ningún cambio porque las células vecinas pueden generalmente compensar esta pérdida. Pero cuando ocurre deterioro progresivo en cualquier parte del sistema nervioso, usted pierde gradualmente cierta capacidad para funcionar. Esta pérdida puede alterar la coordinación, la capacidad mental, el movimiento muscular y el control muscular. Dos trastornos del cerebro son la demencia y la enfermedad de Parkinson.

Demencia. La demencia es una disminución progresiva de las capacidades intelectuales y sociales que afecta el funcionamiento de una persona en su vida diaria. La enfermedad de Alzheimer es la forma más frecuente de demencia. Para mayor información sobre la enfermedad de Alzheimer, pérdida de memoria y cambios mentales relacionados con la edad, vea el Capítulo 3.

Enfermedad de Parkinson. La enfermedad de Parkinson ocurre típicamente en personas mayores de 50 años de edad. Miles de personas tienen el trastorno. La característica de la enfermedad de

Parkinson es el temblor. El temblor puede ser tan perturbador que tiene dificultad para sostener firmemente un tenedor para comer o un periódico para leer. Finalmente los problemas del equilibrio y la rigidez muscular pueden ser igualmente incapacitantes.

La causa de la enfermedad de Parkinson sigue siendo desconocida. Los investigadores saben que la enfermedad ocurre cuando las células nerviosas, llamadas neuronas, mueren o se deterioran. Una vez afectadas, estas neuronas no producen ya una sustancia química llamada dopamina, necesaria para la actividad muscular voluntaria suave.

Qué puede hacer

Se dispone de diversos medicamentos para tratar la enfermedad de Parkinson y hacer más lenta su progresión. El reto es encontrar un medicamento que alivie los síntomas con un mínimo de efectos secundarios. En sus etapas avanzadas, la enfermedad de Parkinson requiere generalmente tratamiento médico o quirúrgico. Pero puede ayudar a mejorar la movilidad, equilibrio y coordinación con ejercicios de estiramiento muscular y fisioterapia. (Ver "Ejercicio", página 43.) Existe evidencia preliminar de que quienes toman café pueden tener un menor riesgo de enfermedad de Parkinson. Los avances alentadores de la investigación ofrecen esperanza.

Diabetes

La diabetes mellitus es una enfermedad crónica que afecta la forma en que el cuerpo utiliza el alimento digerido para energía y crecimiento, lo que resulta en cantidades anormalmente altas de glucosa (una forma de azúcar) en la sangre. La diabetes tipo 2, también llamada diabetes de inicio en el adulto, se desarrolla generalmente después de los 40 años de edad. Usted tiene riesgo de diabetes tipo 2 si es físicamente inactivo o tiene sobrepeso, o si tiene algún familiar con la enfermedad.

Si tiene diabetes, el cuerpo no produce o no utiliza apropiadamente la insulina, una hormona necesaria para permitir que los tejidos utilicen adecuadamente el azúcar (glucosa) de la sangre. Si no se trata, la diabetes puede causar complicaciones que ponen en peligro la vida. La enfermedad del corazón y de los vasos sanguíneos es la mayor de éstas, poniéndolo en riesgo aumentado de ataque cardiaco, ataque cerebral, presión arterial alta y problemas de circulación que pueden requerir amputación de los dedos de los pies o incluso de los miembros. Puede ocurrir también insuficiencia renal, daño nervioso y ceguera.

Una mañana que cambió mi vida

Estaba aflojando el paso cuando cumplí 55 años. Pero trabajé a pesar del cansancio y de las horas agobiantes porque había gente buena que contaba conmigo.

Era yo un negociador del sindicato y trabajaba en la misma fábrica de llantas en que trabajó mi papá durante 40 años, y después que vino de Sicilia a este país apenas hablando unas palabras en inglés.

Tengo el don de conversar y creo que podría decirse que nadie me toma por tonto. Me llevo bien con los demás en el piso de ventas. Algunos me llamaban "la boca", lo que tomé como un cumplido, porque eso es lo que querían decir. Lo siguiente que sucedió fue que me eligieron como representante de nuestro sindicato a la edad de 31 años.

Con los años logré sacar adelante algunos contratos difíciles con la gerencia. Ganamos algunas concesiones realmente buenas, especialmente beneficios para la salud e indemnizaciones por despido. Recuerdo dos largos meses en que estuve en difíciles negociaciones 10 o 12 horas diarias.

Algunas madrugadas viajaba a Nueva York y me pasaba el día entero negociando con los empleados administrativos y los contadores. Yo era bueno en lo que hacía, y todos lo sabían. Por lo tanto, aunque estaba sintiendo los años, seguí porque era la voz de tanta gente buena. Poco sabía que un estúpido accidente que no tuvo nada que ver con el trabajo me pondría fuera de la jugada.

Una rama de nuestro roble blanco de 80 años rozaba un lado de la casa. Cuando había viento, las ramas arañaban la ventana de la recámara y enloquecían a mi mujer. Había estado sucediendo durante un año aproximadamente. No me pregunten por qué decidí resolver el problema un sábado lluvioso, con viento, a 5 grados de temperatura a principios de noviembre. Puede ser porque era un trabajo muy sencillo y otra cosa que podía eliminar de mi lista. Yo era a prueba de balas. Eso pensaba.

Estoy arriba de una escalera de aluminio. Las ramas están sacudiéndose en el viento. Tengo la sierra eléctrica en la mano derecha y la #&!@! rama a mi izquierda — demasiado a la izquierda, como resultó. Una vocecita en mi interior me dijo, "Hey, tonto, bájate de la escalera y muévela". Pero tenía frío y prisa. Y estiré el brazo con la sierra. Mi pie se resbaló, y luego las cosas pasaron en cámara lenta al caer desde el nivel del techo.

Tuve la entereza de aventar la sierra lo más lejos que pude. Sentí un dolor quemante en el brazo derecho y me horroricé al verlo doblándose en un ángulo de 45 grados. Un enorme charco de sangre estaba empapando mi pantalón. No, no me corté con la sierra. ¡Creerían que caí sobre el cemento de la acera en lugar del pasto rompiendo un vaso sanguíneo con el impacto! Mientras tanto, mi brazo estaba roto en dos lugares.

Cuando mi esposa volvió a casa de la tienda, yacía ahí, pálido. Los paramédicos llegaron en 10 minutos y me llevaron al hospital. Seis semanas y dos operaciones después, me dieron de alta. Después de cuatro semanas de rehabilitación, me han compuesto lo mejor posible. Ahora uso un bastón. Probablemente siempre lo usaré. Mi brazo duele algunas veces sin razón aparente. Por lo menos recuperé algo del peso que había bajado. Que tontería. Se suponía que el retiro no iba a ser en esta forma.

Oficial del sindicato — Perth-Amboy, N.J.

Puntos para ponderar

- La mayoría de los accidentes pueden prevenirse al no correr riesgos innecesarios.

- Antes de empezar un proyecto, pregúntese a usted mismo qué podría salir mal y cuál es la forma más segura de hacerlo.

- No sea un superhombre (o supermujer). Reconozca sus limitaciones.

Qué puede hacer

Conozca los signos de advertencia de la diabetes. Éstos pueden desarrollarse lentamente e incluyen sed excesiva, orina frecuente, pérdida de peso sin explicación, visión borrosa, infecciones recurrentes de la vejiga, de la vagina (producidas por hongos) y de la piel, úlceras que cicatrizan lentamente, irritabilidad, y hormigueo o pérdida de la sensibilidad en las manos o en los pies.

Consumir una dieta balanceada, mantener un peso saludable y permanecer activo pueden ayudar a prevenir el inicio de la diabetes tipo 2 y ayudarlo a manejar la enfermedad si usted la tiene. Para mantener el azúcar de la sangre dentro de límites seguros, vigile sus niveles de azúcar y tome los medicamentos que prescriba el médico. (Ver "Ejercicio", página 43, y "Nutrición", página 47.)

El sistema digestivo

La mayoría de los cambios que se llevan a cabo en el sistema digestivo son tan sutiles que puede no notarlos. La deglución y los movimientos que mueven automáticamente el alimento digerido a través de los intestinos disminuyen. La cantidad de superficie dentro de los intestinos disminuye ligeramente. El flujo de secreciones del estómago, hígado, páncreas e intestino delgado puede disminuir. Estos cambios generalmente no alteran el proceso digestivo.

Indigestión y agruras. La indigestión es un término inespecífico utilizado para describir molestias en el abdomen, náusea y una sensación de distensión o plenitud después de comer. Una forma frecuente de indigestión son las agruras (enfermedad por reflujo gastroesofágico, o ERGE). Las agruras ocurren cuando el ácido del estómago se regresa por el esófago. Un sabor amargo y la sensación de que el alimento se está regresando a la boca pueden acompañar a una sensación de ardor detrás del esternón. El sobrepeso, fumar, comer en exceso y algunos medicamentos, alimentos y bebidas pueden desempeñar un papel en las agruras.

Exceso de gas. El intestino grueso produce la mayoría del gas intestinal. Toda la gente expulsa gas (flatulencia), pero algunos producen una cantidad excesiva de gas que los molesta durante el día. Algunos adultos mayores tienen dificultad para digerir los productos lácteos, trastorno llamado intolerancia a la lactosa.

Estreñimiento. Este problema frecuente es a menudo mal comprendido y tratado inadecuadamente. El estreñimiento es la expulsión de heces duras menos de tres veces por semana. Además, el paso de las heces puede ser difícil y doloroso. Muchos factores, incluyendo una dieta inadecuada, cambios en la alimentación, deshidratación, medicamentos, inactividad o enfermedad, pueden conducir al estreñimiento. Algunas veces el estreñimiento es un síntoma de una enfermedad de fondo, como cáncer del colon o trastornos tiroideos.

Qué puede hacer

Para prevenir las agruras, baje de peso si tiene sobrepeso. Tome alimentos en pequeñas porciones y frecuentemente, y deje de comer 2 o 3 horas antes de acostarse. Elevar la cabecera de la cama 10 a 15 cm puede ayudar.

Evite los alimentos y bebidas que producen agruras, incluyendo alimentos grasos, alcohol, bebidas cafeinadas o carbonatadas, café descafeinado, menta, ajo, cebolla, canela, chocolate, frutas y jugos cítricos, y productos de jitomate. No use nicotina.

Los antiácidos que pueden obtenerse sin receta pueden ayudar, pero evite utilizarlos durante periodos prolongados porque pueden causar diarrea o estreñimiento. Cuando los toma antes de comer, los medicamentos que bloquean el ácido pueden ayudar también. Están disponibles en dosis que se pueden obtener ya sea con receta o sin ella.

Para casos más severos de reflujo, están disponibles dos nuevos procedimientos para ayudar a apretar la válvula que mantiene los ácidos del estómago en donde deben estar. (Ver "Procedimientos no quirúrgicos para aliviar las agruras", página 26.)

Para reducir la flatulencia excesiva identifique los alimentos que lo afectan más. Si los productos lácteos le causan molestias, intente tabletas o gotas de lactasa antes de consumir estos alimentos. Puede ayudar el uso ocasional de productos antigás que pueden obtenerse sin receta, como los que contienen simeticona o las pastillas de carbón activado.

Para disminuir las probabilidades de estreñimiento, consuma abundantes alimentos ricos en fibra, incluyendo frutas y verduras frescas, así como cereales y pan de granos enteros. Tome 8 a 10 vasos de agua o de otros líquidos no alcohólicos diariamente. Aumente la actividad física. Cuando sienta la urgencia de ir al baño, no se espere. Evite los laxantes comerciales. Con el tiempo pueden agravar el estreñimiento. Tome suplementos de fibra.

Cáncer colorrectal. El cáncer colorrectal es la segunda causa de muerte por cáncer en Estados Unidos. Aproximadamente 90 por ciento de las personas que desarrollan este cáncer tienen más de 50 años de edad. La mayoría de cánceres del colon parecen desarrollarse a partir de ciertos

Procedimientos no quirúrgicos para aliviar las agruras

Cuando los cambios del estilo de vida y los medicamentos no proporcionan alivio aceptable de las agruras, nuevos procedimientos no quirúrgicos llamados sutura endoscópica y sistema Stretta pueden ayudar a que los ácidos del estómago no regresen al esófago.

Durante la sutura endoscópica, un médico inserta un endoscopio (un tubo largo) dentro de la boca y hacia abajo por la garganta hasta llegar a la banda debilitada de músculos en el esófago. Un instrumento especial permite al médico colocar suturas en dos lugares diferentes en el esófago. Una vez insertadas y anudadas, estas suturas forman barreras para bloquear el paso de los ácidos del estómago al esófago.

El sistema Stretta utiliza energía de radiofrecuencia controlada para calentar y fundir los tejidos dentro de la válvula debilitada en la unión del estómago y el esófago. Parece funcionar creando tejido de cicatrización que ayuda a apretar esta válvula.

Ambos procedimientos tardan una hora o menos y pueden practicarse generalmente sin pasar la noche en el hospital. Sus efectos a largo plazo se desconocen.

tipos de pólipos o crecimientos en el intestino grueso. Aunque los pólipos son relativamente frecuentes, muchos no son cancerosos (benignos).

Qué puede hacer

El cáncer del colon por lo general crece muy lentamente. Puede estar presente en el cuerpo durante muchos años sin producir síntomas reconocibles. Pero la detección temprana y el tratamiento pueden salvar vidas. Por eso la Sociedad Estadounidense de Cáncer recomienda escrutinio colorrectal empezando a los 50 años de edad. Si tiene usted historia familiar de cáncer del colon o pólipos, el médico puede recomendar el escrutinio empezando a una edad más joven.

Los oídos

Pérdida de audición. Aunque algunas personas retienen una audición perfecta durante su vida, la mayoría pierden cierta sensibilidad de la audición gradualmente empezando alrededor de los 20 años. Una tercera parte de los adultos de EUA mayores de 65 años, casi 10 millones de personas, tienen dificultad para oír. La pérdida de la audición afecta primero la capacidad para oír frecuencias más altas y hacia los 65 años de edad generalmente se afectan también las frecuencias más bajas. Algunas personas encuentran difícil seguir conversaciones en un cuarto o en un restaurante lleno de gente.

Los cambios que ocurren en el oído interno o en los nervios que se encuentran ahí, el exceso de cerumen y las lesiones causadas por exposición al ruido y diversas enfermedades pueden afectar la audición. Si la pérdida del oído se vuelve significativa, puede interferir con la seguridad así como con la vida social.

Qué puede hacer

Si usted o un familiar sospechan que tiene pérdida severa de la audición, vea a un médico. La pérdida de la audición puede restablecerse algunas veces con tratamiento médico o con cirugía, especialmente si el problema está en el oído externo o en el oído medio.

Los dispositivos para oír no pueden ayudar a todos los que tienen pérdida de audición, pero pueden mejorar la audición de muchas personas. Estos dispositivos funcionan reuniendo los sonidos de su alrededor y haciéndolos más fuertes. El problema es que amplifican todas las frecuencias del sonido, incluyendo el ruido no deseado. Los nuevos dispositivos digitales para oír pueden reducir el ruido de fondo irritante y proporcionar la capacidad de obtener un sonido bien afinado. Sin embargo ningún dispositivo para oír puede eliminar todo el ruido de fondo. También están disponibles dipositivos para oír desechables que requieren un mantenimiento más sencillo.

Aquí están algunos pasos para seguir si está pensando en comprar un dispositivo para oír: vaya a un examen médico y un examen auditivo para descartar causas corregibles de pérdida auditiva. Compre el dispositivo para oír en un lugar con buena reputación y tenga cuidado con los anuncios engañosos. Cuidado con las consultas "gratuitas" y las tiendas que venden únicamente una marca de dispositivos para oír. Asegúrese que el disposvito tiene un periodo de 30 a 60 días de prueba, sin penalización si lo regresa, y 1 a 2 años de garantía para las partes y la mano de obra.

Mareo. La palabra *mareo* describe diversas sensaciones, incluyendo una sensación de dar vueltas y una sensación de desmayo, debilidad o falta de estabilidad. Aunque la mayoría de las causas del mareo son benignas, las caídas durante uno de estos episodios pueden producir fracturas de huesos y traumatismos en la cabeza.

Puede usted sentir que va a desmayarse cuando se sienta o se para demasiado rápidamente porque su presión arterial puede caer abruptamente algunas veces. O puede usted sentirse así después de un acceso de tos, si está deshidratado o si tiene problemas del corazón o de la circulación. Los trastornos de ansiedad, los medicamentos y la respiración rápida (hiperventilación) pueden hacerlo sentirse mareado también.

Una sensación de dar vueltas, llamada vértigo, es generalmente resultado de un problema de los nervios y estructuras del oído interno, que perciben la posición, el movimiento y los cambios de posición de su cabeza. Además, los virus, el alcohol y la cafeína son responsables también.

Una pérdida de equilibrio o una sensación de inestabilidad cuando usted camina tiene diversas causas. Las anormalidades del oído interno, falla de la vista, daño a los nervios, artritis, debilidad muscular, falta de condición física general y medicamentos (especialmente medicamentos para convulsiones, sedantes y tranquilizantes) pueden contribuir a este problema.

Qué puede hacer

Si siente que va a desmayarse, siéntese, inclínese hacia adelante y ponga la cabeza entre las rodillas o acuéstese y levante ligeramente las piernas. Cambiar de posición lentamente cuando se para o se sienta puede ayudar a prevenir una caída rápida de la presión arterial. Tome muchos líquidos para evitar la deshidratación y favorecer una buena circulación. Si planea estar activo con calor y humedad, use ropas para evitar el sobrecalentamiento. Descanse periódicamente durante la actividad. No conduzca automóvil ni use las escaleras durante un episodio de mareo. Evite los cigarros y el alcohol.

Si el mareo es un problema crónico, hable con el médico. La mayoría de las cosas que causan mareo no son serias, pero el médico puede querer revisar los medicamentos y practicar pruebas para detectar la causa.

Los ojos

Debido a que una buena vista es una parte indispensable para mantener la independencia, es importante cuidar los ojos. Como el resto del cuerpo, los ojos cambian con el tiempo. Se vuelven menos elásticos y a menudo pierden la capacidad de enfocar los objetos cercanos. Si no necesita anteojos por lo menos parte del tiempo después de los 65 años de edad, usted es la excepción. Y la pérdida de la visión aumenta con el paso del tiempo. Más de una cuarta parte de la gente mayor de 85 años de edad tiene deterioro visual significativo.

Cataratas. Las cataratas ocurren cuando los cristalinos de los ojos se vuelven turbios o alterados. Aproximadamente la mitad de los estadounidenses entre 65 y 75 años de edad las tienen en grados diversos. Las cataratas causan algunas veces visión borrosa o visión doble y crean típicamente problemas al conducir en la noche.

Glaucoma. El glaucoma es la acumulación de líquido dentro del globo ocular con una presión anormalmente elevada. Este trastorno disminuye el campo de visión y puede llevar a ceguera si no se diagnostica y trata adecuadamente. La mayoría de la gente con esta enfermedad no tiene síntomas, pero algunos tienen dolor o enrojecimiento de los ojos y ven halos de colores alrededor de las luces. Aproximadamente 3 por ciento de la gente mayor de 65 años tiene glaucoma.

Degeneración macular. La degeneración macular es la causa principal de ceguera legal en estadounidenses mayores de 65 años de edad. Esta enfermedad hace que pierda usted la visión central pero mantiene la visión lateral (periférica). Los síntomas incluyen visión borrosa y gris, y un punto ciego central.

Qué puede hacer

Incluso si usted no tiene problemas de la vista, al envejecer necesita más luz para ver. Trate de usar luz flexible, como una lámpara móvil, para dirigir la luz a su lugar de trabajo. Se dispone de diversos anteojos bifocales, trifocales y de alto poder para ayudarlo a ver más claramente. Los dispositivos de amplificación vienen en muchos estilos, que incluyen el tipo manual y los que se sostienen con una cadena que puede llevar alrededor del cuello.

Se dispone de materiales con letra impresa grande y dispositivos, incluyendo cerraduras, teléfonos, barajas y libros. En Estados Unidos, puede contactar a la Fundación Estadounidense para la Ceguera, 11 Penn Plaza, Suite 300, Nueva York, NY 10001; teléfono 212-502-7600 (*www.afb.org*).

La clave para vivir teniendo cataratas es saber cuándo no vivir más con ellas. Generalmente esto sucede cuando el estilo de vida se vuelve difícil debido a la visión. Si las cataratas han progresado hasta el punto en que no puede pasar el examen de la vista para renovar la licencia de conducir, puede ser tiempo de considerar la cirugía. Afortunadamente, los métodos quirúrgicos avanzados hacen que la cirugía de cataratas sea uno de los procedimientos más exitosos que se realizan actualmente.

El examen de rutina de los ojos y la detección temprana son la mejor defensa contra el glaucoma y la degeneración macular. El tratamiento temprano, incluyendo cirugía y medicamentos, puede ayudar a prevenir la pérdida visual significativa por glaucoma.

Ningún tratamiento puede revertir el daño de la degeneración macular. Una dieta balanceada que contenga abundantes vegetales de hojas verdes, usar anteojos que bloqueen la luz ultravioleta perjudicial y no fumar, pueden disminuir el riesgo de esta enfermedad. Puede usted buscar los signos y síntomas de la degeneración macular utilizando la rejilla de Amsler (ver abajo).

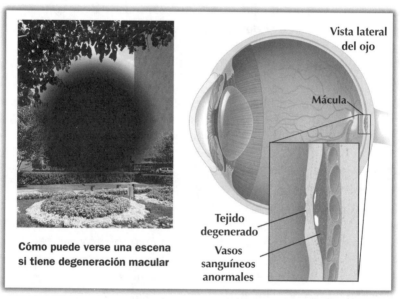

Vista lateral del ojo

Mácula

Cómo puede verse una escena si tiene degeneración macular

Tejido degenerado

Vasos sanguíneos anormales

La degeneración macular es el deterioro de la mácula, que es la parte central pequeña de la retina. Algunas veces es causada por el crecimiento de vasos sanguíneos anormales por debajo de la mácula.

La rejilla de Amsler es una prueba utilizada para la detección temprana de la degeneración macular. Para usar la rejilla, manténgala a 30.5 a 38 cm (12 a 15 pulgadas) de los ojos con buena luz. Cubra uno de sus ojos (no se quite los lentes para leer). Vea directamente al punto del centro. Note si todas las líneas de la rejilla son rectas o si algunas áreas son onduladas, borrosas u oscuras. Repita con el otro ojo. Si alguna área es ondulada, borrosa u oscura, consulte al oftalmólogo.

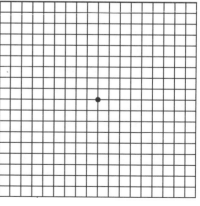

El cabello

El cabello cambia de color con la edad, pero las variaciones individuales son muchas. En promedio, la mitad de las personas tienen 50 por ciento del cabello gris hacia los 50 años. Las canas empiezan generalmente en las regiones temporales y se extienden lentamente hacia arriba. Este cabello gris tiene a menudo diferente textura. El vello axilar y púbico puede no volverse gris.

También ocurre cierto adelgazamiento del cabello tanto en las mujeres como en los hombres. Los hombres tienen más probabilidad que las mujeres de perder el cabello y quedar calvos al envejecer. Aproximadamente 60 por ciento de los hombres hacia los 50 años presentan pérdida o adelgazamiento del cabello. El patrón de calvicie masculina involucra típicamente una línea del cabello que retrocede y pérdida del cabello en la parte superior de la cabeza. La edad, los cambios en las hormonas y la herencia hacen que alguna gente pierda más pelo que otra.

Un pequeño número de mujeres presenta el patrón de calvicie femenina al envejecer. La mayoría de las mujeres raras veces desarrollan placas de calvicie. El partido puede parecer ensanchado, o el cabello puede verse y sentirse más delgado. Las alteraciones hormonales que ocurren después de la menopausia hacen algunas veces que el vello facial crezca y se haga más grueso.

Qué puede hacer

Si la pérdida de cabello le molesta, existen varias opciones de tratamiento. Los medicamentos pueden estimular el crecimiento del cabello. Los folículos del pelo pueden ser trasplantados quirúrgicamente de otras partes de la cabeza. Los tupés y entretejidos son otras opciones. Si el vello facial es un problema, puede blanquearlo o removerlo mediante extracción, cera, electrólisis o con un removedor de vello. Removerlo no estimula un mayor crecimiento.

El corazón y vasos sanguíneos

Incluso en ausencia de cualquier enfermedad, el corazón y vasos sanguíneos cambian con la edad. El músculo cardiaco se vuelve menos elástico y menos eficiente como bomba, se esfuerza más para hacer el mismo trabajo. El corazón puede disminuir de tamaño y pesar ligeramente menos que cuando era joven. Puede haber también cierta pérdida de células del marcapaso que controlan la actividad cardiaca.

Estos cambios en el sistema cardiovascular ocurren gradualmente. A pesar de estos cambios, el corazón es lo suficientemente fuerte para satisfacer las necesidades normales del cuerpo. Sin embargo, tiene menos capacidad de reserva para superar lesiones o manejar las demandas súbitas del estrés o la enfermedad.

Cardiopatía coronaria. Los vasos sanguíneos también se vuelven menos elásticos con la edad. Las acumulaciones de depósitos en las paredes de las arterias, un trastorno llamado cardiopatía coronaria, pueden hacer que el paso a través de los vasos se estreche. Una dieta deficiente, los factores genéticos, la inactividad, la presión arterial elevada y fumar pueden acelerar este proceso.

Angina y ataque cardiaco. Las arterias estrechas privan al corazón de oxígeno, lo que puede tener como resultado dolor llamado angina. Éste puede incluir dolor u opresión en el pecho y dolor en el cuello, mandíbula o brazo. Si el aporte de oxígeno al corazón se restringe más de dos a tres horas, el músculo cardiaco privado de sangre puede morir. Este evento es llamado infarto del miocardio (IM) — un ataque al corazón. (Ver "Síntomas de un ataque cardiaco", página 35.)

Insuficiencia cardiaca congestiva. Algunas personas pueden no ser conscientes de que tienen un problema cardiaco hasta que desarrollan síntomas de insuficiencia cardiaca congestiva — fatiga extrema con el ejercicio y falta de aire, especialmente cuando están acostados. La insuficiencia cardiaca congestiva ocurre cuando el corazón está crónicamente debilitado y no puede bombear suficiente sangre para satisfacer las demandas del cuerpo. A menudo acompaña etapas avanzadas de la cardiopatía coronaria.

Presión arterial alta. Cuando presenta pérdida de elasticidad de los vasos sanguíneos y cardiopatía coronaria, el corazón debe trabajar más para bombear sangre a través de una red más resistente de vasos sanguíneos. Este efecto puede producir elevación de la presión arterial (hipertensión), que hace que el corazón trabaje todavía más. La presión arterial alta prolongada puede dañar los vasos sanguíneos, riñones, corazón o cerebro y causar la muerte. Desafortunadamente, este trastorno raras veces produce signos o síntomas.

Qué puede hacer

La enfermedad del corazón y la presión arterial alta no tienen que ser mortales. Puede tomar medicamentos para prevenir y manejar estos trastornos.

Conozca los factores de riesgo. El colesterol elevado, la diabetes, fumar, la obesidad, la inactividad física y la historia familiar pueden aumentar el riesgo de enfermedad cardiaca y presión arterial alta. Hacia los 65 años de edad, el riesgo de una mujer es casi igual al de un hombre. Y los negros tienen un riesgo mayor que los blancos, los hispanos o los asiáticos americanos.

Ejercicio. El ejercicio aeróbico regular, como el ciclismo, natación, caminar o trotar, puede reducir el colesterol de LDL (lipoproteínas de baja densidad o "malo") y los triglicéridos (grasa), y aumentar el colesterol de HDL (lipoproteínas de alta densidad o "bueno"). Puede ayudar también a aumentar la capacidad del corazón para bombear y mantener bien controlada la presión arterial. También reduce el riesgo de desarrollar aterosclerosis. (Ver "Ejercicio", página 43.)

Deje de fumar. Fumar aumenta la presión arterial y aumenta al doble el riesgo de enfermedad cardíaca.

Mantenga un peso saludable. Perder el exceso de peso ayuda a disminuir el riesgo de ataque cardiaco y presión arterial alta.

Limite la sal en la alimentación. El sodio de la sal y los alimentos salados hace que el cuerpo retenga líquido y puede aumentar la presión arterial. Intente limitar el sodio a no más de 2,400 miligramos al día, que es aproximadamente una cucharadita de sal de mesa.

Coma saludablemente. Comer saludablemente significa reducir el consumo de grasa y colesterol y consumir más frutas y vegetales. Consuma alimentos ricos en ácido fólico, como los vegetales de hojas verdes, frutas cítricas, legumbres desecadas, cacahuates y cereales.

Limite el alcohol. El consumo regular de pequeñas cantidades de alcohol ha mostrado que reduce el riesgo de ataque cardiaco. Los expertos recomiendan no más de una bebida al día para las mujeres y una a dos bebidas al día para los hombres.

Tome medicamentos. Diversos medicamentos pueden ayudar también a prevenir y controlar la enfermedad del corazón y la presión arterial alta. El simple hecho de tomar una aspirina al día reduce el riesgo de un ataque cardiaco, pero hable con el médico respecto a si esto es apropiado para usted. Si los medicamentos solos no son suficientes para controlar la cardiopatía coronaria, el médico puede sugerir procedimientos de revascularización quirúrgica, como la cirugía de derivación o la angioplastía, para aumentar el aporte de sangre al corazón.

Los riñones, vejiga y tracto urinario

Los riñones. Todos los días los riñones trabajan para remover el exceso de líquido y desechos de la sangre. También producen hormonas importantes y regulan el nivel de ciertas sustancias químicas del cuerpo.

La función del riñón declina con la edad. Hacia los 40 años, se empieza a perder algunos de los filtros importante de los riñones, llamados nefronas. Esta declinación gradual en el desempeño puede ser un problema si usted toma medicamentos o si tiene una enfermedad crónica, como presión arterial alta o diabetes.

Una declinación severa o la detención de la función, llamada insuficiencia renal, se está haciendo más frecuente porque la gente vive más tiempo con enfermedades crónicas que pueden dañar sus riñones. Una vez que el daño está hecho, es irreversible.

Qué puede hacer

Para preservar la función del riñón, es importante detectar y tratar lo más pronto posible los trastornos que pueden dañar los riñones. Puede tomar varias medidas para hacer más lento e incluso detener el daño. Controlar la presión arterial alta y, si tiene diabetes, los niveles de azúcar en la sangre es necesario para proteger los riñones. Consumir una dieta pobre en sal y grasas y tomar suficientes líquidos puede ayudar también. Hable con el médico respecto a la seguridad de los analgésicos que se pueden obtener sin receta. Si tiene riesgo de insuficiencia renal o ya la presenta, no tome cantidades grandes de estos calmantes del dolor durante un periodo largo. Asegúrese de hablar con el médico respecto a qué otros medicamentos y suplementos de hierbas pueden dañar los riñones.

Incontinencia. Diversos factores pueden llevar a incontinencia. El exceso de peso, el estreñimiento frecuente, la tos crónica y la actividad muscular alterada dentro y alrededor de la vejiga pueden desempeñar un papel. En los hombres, la incontinencia puede originarse por el crecimiento no canceroso de la glándula prostática, por el cáncer de la próstata y por la cirugía de la próstata.

Después de la menopausia, muchas mujeres presentan lo que se llama incontinencia de esfuerzo, porque los músculos alrededor del orificio de la vejiga (los músculos del esfínter) pierden fuerza. Al declinar los niveles de estrógenos, los tejidos que revisten el tubo a través del cual pasa la orina (la uretra) se adelgazan. Los músculos pélvicos se vuelven más débiles, con lo que disminuye el soporte de la vejiga.

Otras causas frecuentes de incontinencia incluyen infecciones relacionadas con la orina y enfermedades como la diabetes, ataque cerebral y enfermedad de Parkinson, que pueden dañar los nervios

Síntomas de un ataque cardiaco

La Asociación Estadounidense del Corazón (*American Heart Association*) enumera los siguientes signos de advertencia de un ataque cardiaco. Puede no tenerlos todos y los síntomas pueden aparecer y desaparecer. Busque tratamiento médico si nota alguno de estos síntomas.

- Opresión molesta, plenitud, pesantez o dolor opresivo en el centro del pecho durante más de unos cuantos minutos
- Dolor que se propaga a los hombros, mandíbula, cuello o brazos
- Falta de aire, mareo, desmayo, sudoración o náusea

No desperdicie minutos preciosos por el temor de que los síntomas sean una falsa alarma. Llame al número de emergencia en su área y pida transporte urgente. Mientras espera que llegue la ayuda de urgencia, siéntese o acuéstese, respire lenta y profundamente, y mastique una aspirina, a menos que sea alérgico a ella. La aspirina adelgaza la sangre y ha mostrado que disminuye significativamente las tasas de muerte relacionadas con los ataques cardiacos.

que controlan la vejiga. La incontinencia puede ser causada también por algunos medicamentos para el insomnio, depresión, presión arterial alta y enfermedad cardiaca.

Qué puede hacer

Las modificaciones del estilo de vida pueden ayudar a controlar la incontinencia. Puede prevenir accidentes utilizando un programa fijo para ir al baño en lugar de esperar la necesidad para ir. Intente limitar o evitar el alcohol y la cafeína, que hacen que orine más, y los alimentos condimentados o ácidos, que pueden irritar la vejiga. Y cruzar las piernas cuando va a estornudar o toser puede ayudar algunas veces.

Los ejercicios del piso pélvico (Kegel) ayudan a menudo a aliviar la incontinencia moderada de esfuerzo tanto en mujeres como en hombres. Para practicar los ejercicios de Kegel, imagínese que está tratando de detener la salida de la orina. Contraiga los músculos que usaría usted y mantenga la contracción durante una cuenta de tres. Relájese tres cuentas, luego repítalo. Intente esto aproximadamente 5 minutos, tres veces al día.

Si las modificaciones del estilo de vida no son eficaces, los medicamentos, la biorretroinformación y otros tratamientos pueden ayudar a aliviar la incontinencia. La terapia hormonal de reemplazo (THR) puede ayudar a la incontinencia que resulta de los cambios menopáusicos. Algunas veces se requiere cirugía para mejorar la posición de la vejiga, agregar volumen a los tejidos o soporte a los músculos pélvicos debilitados.

Enfermedad de la próstata. Presente sólo en los hombres, la glándula prostática rodea la porción del fondo (cuello) de la vejiga. Cuando los hombres llegan a una edad avanzada, un gran número de ellos presenta algún tipo de problema prostático. Los síntomas pueden variar de leves y menores a severos y dolorosos.

Crecimiento no canceroso de la próstata. Después de los 45 años de edad, más o menos, la próstata empieza a menudo a aumentar de tamaño. Este crecimiento es llamado hiperplasia benigna de la próstata, o HBP. Al crecer la glándula, el tejido prostático comprime la uretra y produce problemas urinarios. Muchos hombres presentan síntomas por primera vez entre los 55 y 60 años. Otros no tienen síntomas hasta los 70 u 80 años.

Qué puede hacer

Simples modificaciones del estilo de vida pueden a menudo ayudar a controlar los síntomas de la HBP y evitar que se agrave el trastorno.

Limite las bebidas. No tome líquidos después de las 7 p.m. para reducir la necesidad de usar el baño en la noche.

Vacíe la vejiga completamente. Trate de orinar todo lo que pueda cada vez que vaya al baño.

Limite el alcohol. Limite el consumo de alcohol porque aumenta la producción de orina y puede causar congestión de la glándula prostática.

Tenga cuidado con los descongestionantes que se pueden obtener sin receta. Los descongestionantes que se venden sin receta pueden hacer que el músculo que controla el flujo de orina se contraiga, haciendo más difícil orinar.

Manténgase activo. La inactividad hace que retenga orina.

Manténgase abrigado. El clima frío puede llevar a urgencia urinaria.

Si sus síntomas progresan, su médico puede sugerir medicinas o corrección quirúrgica.

Cáncer de la próstata. Al avanzar la edad, el riesgo de cáncer de la próstata aumenta. Se calcula que hacia los 50 años, hasta uno de cada cuatro hombres tiene algunas células cancerosas en la glándula prostática. Hacia los 80 años, la proporción aumenta a uno de cada dos.

El cáncer de la próstata es la segunda causa de muerte por cáncer en hombres estadounidenses — no porque sea tan mortal, sino porque es tan frecuente. A diferencia de otros cánceres, usted tiene mayor probabilidad de morir con el cáncer de la próstata que por el cáncer. En promedio, un hombre estadounidense tiene aproximadamente 30 por ciento de riesgo de tener cáncer de la próstata, pero sólo aproximadamente 3 por ciento de morir por la enfermedad.

Desafortunadamente, el cáncer de la próstata produce pocos, si es que algunos, síntomas en las etapas tempranas. Por eso son importantes los exámenes regulares de la próstata para detectar la enfermedad tempranamente.

Los pulmones y el sistema respiratorio

Para comprender el efecto de la edad sobre los pulmones, sigamos el camino que recorre cada respiración que usted hace. Cuando inhala, entra aire en la boca y nariz y viaja a través de la parte posterior de la garganta, pasa por la caja de la voz y la tráquea. La tráquea se ramifica en dos vías principales de aire, que se ramifican en vías de aire y conductos progresivamente más pequeños llamados bronquiolos. Los bronquiolos más pequeños terminan en diminutos sacos de aire cerrados. Vasos sanguíneos diminutos llamados capilares pulmonares llevan la sangre a estos sacos de aire, en donde liberan bióxido de carbono y absorben oxígeno.

Los pulmones sanos del adulto contienen aproximadamente 300 millones de estos sacos de aire (alveolos). Al avanzar la edad, el número de estos sacos de aire disminuye. Si usted es sano, probablemente no note este cambio gradual, especialmente si lleva una vida activa.

Problemas crónicos de la respiración. Algunos adultos mayores desarrollan gradualmente dificultad crónica para respirar, incluyendo bronquitis crónica y enfisema. En la bronquitis crónica, el revestimiento de los conductos bronquiales se inflama de manera crónica. El enfisema, también llamado enfermedad pulmonar obstructiva crónica (EPOC), ocurre cuando los pasos bronquiales más pequeños se dañan. Fumar durante un largo periodo es la causa principal de estos dos problemas. En algunos casos, la exposición a largo plazo a humos químicos, polvos u otros irritantes puede desempeñar también un papel.

Un precio que pagar

Debo confesar que no me ocupé del cuidado de mi salud. Digo confesar porque soy médico y sabía que no estaba haciendo lo correcto. Entré a la residencia delgado como un galgo, pesando 70 kg. Hacia los 50 años pesaba 93 kg. Raras veces hacía ejercicio, fumaba media cajetilla de cigarrillos al día y me faltaba el aire cuando subía un par de tramos de escaleras. Quisiera parecer noble sugiriendo que estaba demasiado ocupado cuidando a otras personas como para cuidarme a mí mismo. Eso es cierto, pero el meollo del asunto es que me sentía invencible y quedé atrapado en mi propio éxito. El precio que pagué por ese éxito fue agotamiento físico y mental. Estaba exhausto, ¡y de qué manera!

Era un cirujano ortopedista prominente que atraía una clientela global de alto perfil. Me sentía bien cuando me invitaban a hablar en conferencias en donde más de una vez fui presentado como uno de los cirujanos técnicamente más dotados de Estados Unidos. Gozaba viendo mi nombre como investigador principal en numerosos artículos en revistas con revisión por pares. Me enviaban los casos más difíciles, así como gente prominente y rica, en cuyos casos un mal resultado podía costar una mala publicidad para la institución. Era yo bueno, pero también arrogante. Y así fue durante veinte años.

Tal vez estoy tratando de disculparme, pero mi carrera empezó a desmoronarse el día que desperté y la modalidad de atención por convenio estaba mirándome fijamente en la cara. Las restricciones de reembolso significaban que nosotros, médicos, debíamos practicar más procedimientos para compensar la pérdida de ingresos. Nuestros viajes y el presupuesto de las conferencias disminuyeron significativamente. Asignar cuotas de productividad era humillante y estresante para todos nosotros.

Infecciones respiratorias. Los adultos mayores son también más vulnerables a infecciones respiratorias como influenza (flu), neumonía y tuberculosis (TB). Aunque estas infecciones no siempre son severas, cada año la influenza y la neumonía causan aproximadamente 45,000 muertes en Estados Unidos. La mayoría de las personas que mueren son mayores de 65 años de edad. Las

Los colegas más jóvenes parecían adaptarse. Muchos de la vieja guardia también lo hicieron. Yo simplemente me encontré física y psicológicamente exhausto por toda esa penosa experiencia. Luché con la administración en un esfuerzo por recuperar algo de mi autonomía previa. Pero me hablaron en un lenguaje extraño respecto a la productividad, turnos libres y "expectativas departamentales". El golpe final vino cuando, apenas teniendo la energía de terminar el día, me dijeron que no estaba haciendo la parte que me correspondía.

En un intento por sobrevivir lo suficiente para salir con dignidad, solicité una semana de trabajo de cuatro días, con salario ajustado en consecuencia. Estuvieron de acuerdo, de mala gana, pero fue un cálculo equivocado de mi parte. Acumularon cinco días de pacientes en cuatro días, por lo que estaba ganando menos por el privilegio de estar más agotado que cuando trabajaba cinco días a la semana. En lugar de mi horario de operar que empezaba a las 8:30, debía estar lavándome y vistiéndome para mi primer paciente a las 7. A menudo pienso que hubiera aceptado mejor los cambios si mi energía hubiera estado a la altura de las circunstancias. Nunca lo sabré. Lo único cierto es que era tiempo para colgar mi bata blanca.

Cirujano — San Diego, Calif.

Puntos a ponderar

- Estar en forma es el trabajo número 1. La buena salud es el pilar de un envejecimiento saludable.

- Nuestra capacidad de trabajo y para disfrutar el descanso están directamente relacionadas con nuestra salud física, psicológica y espiritual.

personas con trastornos crónicos del corazón o del pulmón tienen riesgo aumentado.

La TB era frecuente antes de 1940. Si usted estuvo expuesto a la enfermedad entonces, puede albergar bacterias de TB dormidas o inactivas que se reactivan posteriormente en la vida cuando la resistencia se debilita.

Qué puede hacer

Para proteger los pulmones y sistema respiratorio, deje de fumar y elimine el humo de su ambiente. Si tiene 65 años de edad o más, aplíquese vacunas para la neumonía y la influenza. Las vacunas para la influenza deben repetirse cada año. El ejercicio regular y mantener un peso saludable pueden reducir la carga para los pulmones y ayudar a mantenerlos en forma.

La piel

La piel muestra su edad perdiendo parcialmente la elasticidad. Esto hace que cuelgue. Puede usted mantener los músculos subyacentes firmes, pero en algunos lugares, como en la cara, la piel se afloja y se arruga de todos modos. La piel se vuelve un poco más delgada, por lo que las venas o los cambios de color debajo de la superficie se muestran más claramente que antes. Empieza a perder su color y brillo juvenil. La disminución de la producción de aceites naturales hace que la piel sea más seca, y probablemente transpire menos.

Si usted es blanco, probablemente aparecerán las manchas de la edad, llamadas también manchas hepáticas. Estas pequeñas placas planas parecen pecas. Aunque las manchas de la edad son inocuas, vea al médico si observa cambios en un crecimiento existente en la piel o una úlcera que no cicatriza, para descartar cáncer de la piel.

Los vasos sanguíneos pequeños debajo de la superficie de la piel pueden volverse frágiles, romperse y sangrar. Esto causa moretones superficiales, un trastorno llamado púrpura senil. Ocurre principalmente en los antebrazos.

La pérdida de los aceites naturales de la piel puede producir comezón intensa en la espalda, piernas, manos y en otras partes del cuerpo. Este trastorno es llamado asteatosis, y produce descamación de la piel, que algunas veces se agrieta profundamente.

Qué tan rápido envejece la piel depende de muchos factores. El más significativo de éstos es qué tanta exposición al sol ha tenido durante los años. Mientras más sol, más daño puede esperar. Fumar también es un enemigo de la piel. Hace más lenta la capacidad de la piel para cicatrizar y produce palidez, un color amarillento y arrugas profundas alrededor de los labios.

Cáncer de la piel. En esta etapa de la vida no puede revertir años de exposición al sol. Pero puede aprender a reconocer los signos tempranos del cáncer de la piel para que el tratamiento pueda empezar tempranamente.

El melanoma es la forma más mortal de cáncer de la piel. La regla del ABCD puede ayudarlo a distinguir un lunar normal de uno que podría ser un melanoma:

- **A,** es por forma asimétrica. Busque formas irregulares. Los crecimientos redondos u ovales simétricos generalmente no son cancerosos.
- **B,** es por irregularidad de los bordes. Los bordes irregulares, con muescas, festoneados o mal definidos requieren un examen más cuidadoso.
- **C,** es por color. Busque crecimientos que puedan tener muchos colores o una distribución irregular del color.
- **D,** es por diámetro. Pida al médico que examine cualquier crecimiento mayor que un borrador de lápiz, de aproximadamente medio centímetro.

Asegúrese que vigila los lunares localizados alrededor de las uñas o genitales, y los que han estado presentes desde el nacimiento. Además, las úlceras de crecimiento rápido, sangrantes y que no cicatrizan pueden ser síntomas de cáncer de la piel.

Qué puede hacer

Los cuidados de la piel durante toda la vida son la mejor arma contra las arrugas, la resequedad y el cáncer de la piel. Manténgase alejado del sol o aplíquese filtros solares para proteger la piel de los rayos ultravioleta de la luz del sol. No fume. La nicotina del humo de los cigarrillos contrae los vasos sanguíneos que nutren la piel. Como otros órganos, su piel se beneficia también de un buen aporte de sangre proporcionado por una alimentación saludable y ejercicio regular.

Para aliviar la resequedad y comezón, tome menos baños o duchas, evite los jabones antibacterianos, no use ropas de lana, aumente la humedad en su casa durante el invierno y aplíquese aceites en la piel. Los humectantes aplicados después del baño no pueden prevenir las arrugas, pero pueden enmascarar temporalmente las pequeñas líneas y arrugas que afean la apariencia de la piel. Recuerde que los productos costosos o los ingredientes que parecen científicos no son garantía de una mayor eficacia.

A pesar de toda la publicidad de las cremas antioxidantes y vitaminas tópicas, hay poca evidencia de que mejoren la piel. Lo que ayuda es una crema de prescripción que contiene ácido retinoico, un derivado sintético de la vitamina A. No es una droga milagrosa, pero ha mostrado que disminuye las arrugas finas, la aspereza y los cambios pigmentarios de la piel afectada leve a moderadamente.

Los dientes y encías

La forma en que los dientes y encías responden a la edad depende del cuidado que haya tenido de ellos a través de los años. Pero incluso si usted es meticuloso para cepillarse los dientes y usar el hilo dental, puede notar que la boca se siente más seca y las encías han retrocedido. Los dientes pueden oscurecerse ligeramente y volverse más frágiles y fáciles de romperse.

Con menos saliva para eliminar las bacterias, los dientes y encías se vuelven ligeramente más vulnerables a las caries e infecciones. Fumar, las enfermedades y ciertos medicamentos pueden agravar estos problemas. La enfermedad leve de las encías hace que se vean rojas e hinchadas y duelan. Si no se trata, la enfermedad de las encías puede progresar hasta que los dientes se aflojan y se caen.

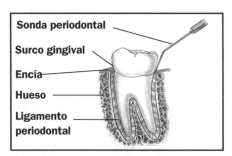

El dentista usa una sonda periodontal para medir la profundidad del surco

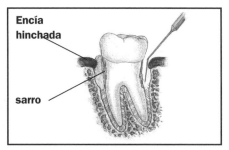

Una acumulación de sarro puede llevar a gingivitis, caracterizada por encías hinchadas.

Las aftas por las dentaduras se deben generalmente a una mala adaptación. Si usted ha usado dentaduras un tiempo y empieza a desarrollar aftas, esta irritación puede indicar un cambio en la dentadura o en la alineación de la boca. Si el peso cambia, es posible que necesite que le vuelvan a adaptar las dentaduras. Las aftas pueden desarrollarse también si el alimento queda atrapado bajo la dentadura. En casos raros, las aftas recurrentes de la boca pueden ser una señal de un problema de salud.

Qué puede hacer

Cepille los dientes por lo menos dos veces al día y pase hilo dental diariamente. Asegúrese de limpiar tanto la superficie exterior como interior de los dientes y encías. Si tiene dificultad para llevar a cabo estas tareas, cepillar con un cepillo eléctrico y los dispositivos que facilitan el uso del hilo dental pueden ayudar.

Si tiene problemas con aftas por las dentaduras, vea al dentista para que ajuste las dentaduras. Para evitar aftas causadas por alimento atrapado, cepille los dientes después de cada alimento, retire las dentaduras en la noche y cepille las encías, lengua y paladar. Evite usar ungüentos que se obtienen sin receta para adormecer el dolor de las aftas de las dentaduras. Además de los cuidados orales diarios, visite al dentista por lo menos cada año para limpieza y examen de rutina dental.

Cómo preservar el estilo de vida

En esta sección, discutiremos algunas estrategias que pueden ayudarlo a prevenir, minimizar o manejar los cambios relacionados con la edad presentados antes en este capítulo.

Ejercicio

Hubo un tiempo en que se esperaba que los adultos mayores se sentaran y vieran la vida desde un lado. Pero ahora muchos están cambiando sus mecedoras y sofás reclinables por zapatos atléticos. ¿La razón? El acondicionamiento físico rinde frutos. El ejercicio regular puede ayudar a prevenir la cardiopatía coronaria, hipertensión arterial, ataques cerebrales, diabetes, depresión, caídas y algunos cánceres. Y el acondicionamiento físico reduce los efectos limitantes sobre el estilo de vida de la osteoporosis y la artritis.

La investigación muestra que el ejercicio puede hacer más lenta la pérdida de hueso y aumentar el tamaño y la fuerza de los músculos, incluyendo el corazón. El ejercicio ayuda a prevenir la pérdida de capacidad aeróbica, la capacidad del corazón, pulmones y vasos sanguíneos para llevar la cantidad de oxígeno adecuada a los músculos durante la actividad física. Si usted es inactivo, su capacidad aeróbica disminuye la mitad o más hacia los 80 años de edad. En contraste, un estudio mostró que los adultos mayores activos pierden sólo un pequeño porcentaje de su capacidad aeróbica hacia los 70 años.

El acondicionamiento físico puede mantenerlo más fuerte y brindarle un mejor equilibrio, flexibilidad y coordinación. Todos estos beneficios pueden ayudarlo a permanecer más independiente al envejecer. El mensaje — el acondicionamiento físico puede mejorar la calidad de su vida.

Cómo empezar. Puede usted empezar a hacer ejercicio en cualquier edad, incluso si nunca lo ha hecho antes. Pero antes de hacer cualquier cosa más enérgica que caminar, vea al médico. Esto es especialmente importante si ha estado inactivo durante algún tiempo, si tiene historia familiar de enfermedad cardiaca, si tiene una enfermedad del corazón o del pulmón, o si no está seguro respecto a su salud. También hable con el médico si tiene la presión alta, diabetes, artritis o asma, o si fuma. Pregunte al médico respecto a la forma en que los medicamentos pueden afectar el plan de ejercicio.

Cómo planear su programa. La actitud "sin dolor no hay beneficio" hacia el ejercicio es una cosa del pasado. Olvídela. Si usted hace ejercicio en casa, en una alberca o en un club, los mejores programas de acondicionamiento físico empiezan lentamente y aumentan en intensidad de manera gradual. Los expertos recomiendan ahora una combinación de ejercicios de estiramiento (flexibilidad), ejercicio aeróbico (resistencia) y entrenamiento de fortalecimiento (entrenamiento de peso). El programa debe incluir también tiempo para calentarse y enfriarse. Escuche a su cuerpo durante y después del ejercicio en busca de signos de que puede tener un problema de salud como resultado del exceso de ejercicio. (Ver "Signos de peligro durante el ejercicio", página 47.)

Ejercicios de estiramiento. Los ejercicios de flexibilidad pueden ayudarlo a contrarrestar la rigidez articular y muscular, mantener el margen de movimiento articular y prevenir lesiones. Estos ejercicios pueden hacer más fáciles las actividades de la vida diaria como amarrarse los zapatos. El estiramiento no requiere equipo especial ni mucho tiempo. Caliéntese primero con un ejercicio de baja intensidad como caminar y balancear suavemente los brazos. Haga ejercicios de estiramiento durante 5 a 10 minutos antes y, más importante, después de cada sesión de ejercicio aeróbico. Sostenga cada estiramiento, y recuerde que el estiramiento prolongado (20 a 30 segundos) es más efectivo.

Ejercicio aeróbico. El ejercicio de moderada intensidad como caminar a campo traviesa, subir escaleras, el baile aeróbico, trotar, andar en bicicleta, remar y nadar ayudan a mejorar la capacidad aeróbica. Pero si está empezando, practique actividades de menor intensidad, como caminar o andar en bicicleta.

Las actividades que soportan peso, que incluyen cualquier actividad sobre los pies con los huesos soportando el peso, ayudan a fortalecer los huesos. Los ejercicios que implican impacto repetido tienen un beneficio agregado. Éstos incluyen caminar, bailar, subir escaleras, saltar la cuerda, esquiar y los deportes con raqueta.

Varíe las actividades para que ejercite tanto la parte superior como inferior del cuerpo. La frecuencia y duración de la actividad es más importante que la intensidad. Trate de practicar ejercicio moderado 20 a 40 minutos, cinco días o más por semana.

Estiramientos recomendados

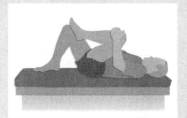

ESTIRAMIENTO DE LA ESPALDA INFERIOR.
Acuéstese en una superficie firme como el piso o una mesa, con las caderas y rodillas flexionadas y los pies sobre la superficie. Jale la rodilla izquierda hacia el hombro izquierdo con ambas manos (si tiene problemas de rodilla, jale en la parte posterior del muslo). Manténgalo 30 segundos. Relájese. Repita con la otra pierna.

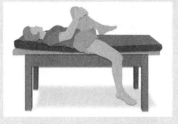

ESTIRAMIENTO DEL MUSLO SUPERIOR.
Acuéstese en una mesa o cama con una pierna y cadera tan cerca del borde como sea posible y la pierna colgando en el borde. Jale el otro muslo y rodilla firmemente hacia el pecho hasta que la espalda inferior se aplane contra la mesa. Manténgalo 30 segundos. Relájese. Repita con la otra pierna.

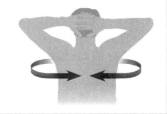

ESTIRAMIENTO DEL TÓRAX. Una las manos detrás de la cabeza. Desplace los codos firmemente hacia atrás mientras inhala profundamente. Manténgalos 30 segundos (siga respirando). Relájese.

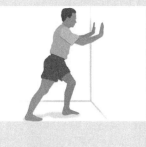

ESTIRAMIENTO DE LA PANTORRILLA. Párese a la distancia del brazo frente a la pared. Inclínese hacia la pared. Coloque una pierna adelante con la rodilla flexionada. Mantenga la otra pierna atrás con la rodilla recta y el talón abajo. Manteniendo la espalda recta, mueva las caderas hacia la pared hasta que sienta un estiramiento. Manténgalo 30 segundos. Relájese. Repita con la otra pierna.

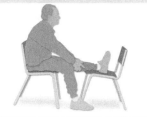

ESTIRAMIENTO DE LAS CORVAS. Siéntese en una silla con una pierna sobre otra silla. Mantenga la espalda recta. Incline lentamente la pelvis hacia adelante en la cadera hasta que sienta un estiramiento en la parte posterior del muslo. Manténgalo 30 segundos. Relájese. Repita con la otra pierna.

Ejercicios de fortalecimiento recomendados

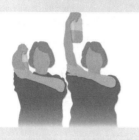

EXTENSIÓN DEL TRíCEPS. Lentamente levante un peso por arriba de la cabeza como se muestra. Baje el peso a la posición inicial. Repita 10 a 12 veces. Relájese. Repita con el otro brazo. Aumente el peso y las repeticiones al estar los músculos más fuertes.

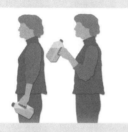

FLEXIÓN DEL BRAZO. Coloque los pies muy separados a una distancia igual al ancho de su espalda. Mantenga el brazo recto y doble el codo hasta que el peso esté a la altura del hombro. Manténgalo, luego baje el peso lentamente. Repita 10 a 12 veces, luego haga el ejercicio con el otro brazo. Aumente el peso y las repeticiones al estar más fuertes los músculos.

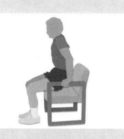

SENTADILLAS EN LA SILLA. Siéntese en una silla con brazos. Empuje el cuerpo hacia arriba de la superficie de la silla usando los brazos únicamente. Manténgase 10 segundos. Relájese y repítalo.

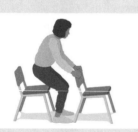

SENTARSE EN LA SILLA. Coloque dos sillas como se muestra. Coloque las manos en la silla del frente. Empiece a sentarse en la silla de atrás en una posición que pueda usted mantener durante 10 segundos. Al aumentar la fuerza, trate de mantener una posición más baja que es casi, pero no completamente, estar sentado. Manténgase 10 segundos. Relájese y repítalo.

Signos de peligro durante el ejercicio

Interrumpa el ejercicio y busque atención médica inmediata si tiene cualquiera de estos signos: opresión en el pecho, falta de aire importante, dolor en el pecho, dolor en los brazos o mandíbula (a menudo en el lado izquierdo), palpitaciones (una sensación de golpeteo en el corazón), mareo, desmayo o sensación de náusea.

Entrenamiento de fortalecimiento. Hacer los ejercicios de fortalecimiento más sencillos un par de veces por semana puede ayudarlo a tener músculos y huesos más fuertes y controlar el peso. Puede usar los aparatos de pesas o las pesas libres, de mano, de muñeca o hechas en casa. Empiece con pesas lo suficientemente ligeras para permitirle hacer 8 a 15 repeticiones. Al aumentar la fuerza, aumente gradualmente el peso y disminuya el número de repeticiones hasta que esté haciendo 12 repeticiones y la 12.ª sea con el máximo esfuerzo.

Enfriamiento. Al final del ejercicio aeróbico o sesión de fortalecimiento, enfríese con movimientos de baja intensidad (como caminar o marchar en el mismo lugar) hasta que la frecuencia cardiaca regrese a lo normal. Luego repita los ejercicios de estiramiento, manteniendo cada estiramiento 30 a 45 segundos.

Nutrición

Numerosos estudios muestran que una alimentación saludable, cuando se combina con ejercicio y actividad mental regular, puede ayudarlo a vivir más y mejor. Pero los cambios físicos y otros factores que algunas veces acompañan el envejecimiento significan que usted puede tener que modificar su enfoque de la nutrición. Al hacerse más lento el metabolismo con la edad, los requerimientos de calorías disminuyen. Para ayudarlo a hacer selecciones adecuadas, aquí están algunos principios que pueden guiarlo:

Aumente el consumo de fibra. Una alimentación rica en fibra puede ayudar a prevenir el estreñimiento y disminuir el riesgo de algunos problemas del colon, incluyendo el cáncer del colon. Además ayuda a proteger de la diabetes, enfermedad cardiaca y presión arterial alta. Los nutricionistas de la Clínica Mayo sugieren 25 a 30 gramos de fibra al día de diversos alimentos. Seleccione alimentos de granos enteros, como cereales ricos en fibra o panes de trigo integral, y alimentos completos, como una manzana fresca en lugar de jugo de manzana. Lea las etiquetas para obtener la máxima cantidad de fibra. Sustituya la carne por legumbres, como frijoles o lentejas, un par de veces por semana.

Tome abundantes líquidos. Al avanzar la edad el mecanismo de la sed declina. Un consumo inadecuado de líquidos lo predispone a problemas que pueden incluir estreñimiento crónico, presión arterial baja, alteración de la función renal y cálculos renales. Trate de tomar por lo menos ocho vasos de líquidos no alcohólicos al día, de preferencia agua.

Seleccione alimentos densos en nutrientes. Obtenga lo más que se pueda de cada caloría que consume seleccionando alimentos que contienen abundantes nutrientes en relación a sus calorías. Las frutas y vegetales de colores intensos ofrecen muchos nutrientes esenciales. Los panes, el arroz, los cereales y las pastas integrales contienen más fibra en comparación con los productos enriquecidos o refinados. También contienen más vitaminas y minerales. No reemplace una dieta balanceada con suplementos líquidos. Úselos para reforzar más que para reemplazar una dieta saludable.

Remedios antienvejecimiento, vitaminas y suplementos dietéticos

No es probable que un producto, pastilla o poción puedan ser una cura para todas las enfermedades que la edad pueda traer. A pesar de las pretensiones tentadoras, ningún producto ha probado prevenir o revertir el envejecimiento.

Algunos remedios tienen efectos secundarios potencialmente peligrosos. Aunque pueden no identificarse como medicamentos , los remedios que se obtienen sin receta como vitaminas, hierbas, suplementos dietéticos y hormonas pueden interactuar con los medicamentos que usted toma. Por eso es esencial hablar con el médico antes de tomar cualquier remedio casero o tratamiento comprado en tiendas.

Debido a que están exentos de las evaluaciones federales de seguridad que los medicamentos pasan las vitaminas y otros suplementos dietéticos que se venden sin receta no tienen garantía de ser seguros. El mensaje es que debe tener cuidado con lo que compra.

Sexualidad

Como los adultos de todas las edades, usted probablemente quiere seguir compartiendo su vida con otros en relaciones plenas. Y puede querer incluir el sexo en una relación íntima con alguien a quien usted ama. La idea de que el impulso sexual se acaba después de la edad mediana es simplemente un mito. La realidad es que los adultos mayores de hoy disfrutan una vida sexual activa que es a menudo mejor que la vida sexual en la edad adulta temprana.

Cambios en las mujeres. El deseo es la variable más importante de la respuesta sexual. El impulso sexual está determinado en gran parte por factores emocionales y sociales. Sorprendentemente, el deseo sexual está afectado principalmente por la hormona testosterona, producida en las glándulas suprarrenales, más que por los estrógenos. Aun cuando los niveles de estrógenos declinan después de la menopausia, la mayoría de las mujeres producen suficiente testosterona para preservar el interés en el sexo.

La deficiencia de estrógenos después de la menopausia puede hacer más lenta la hinchazón y lubricación de la vagina durante la excitación sexual. Esto puede hacer que el coito sea menos agradable o incluso doloroso. Y las mujeres de 60 y 70 años de edad tienen una mayor incidencia de contracciones uterinas dolorosas durante el orgasmo. La histerectomía (extracción del útero y del cérvix) no afecta generalmente el placer sexual.

Qué puede hacer

La excitación sexual empieza en el cerebro. Dependiendo de las preferencias personales, la luz de las velas, la música, el alimento, la conversación, los libros y los pensamientos pueden ayudar a crear un ambiente de intimidad sexual.

Una estimulación erótica más prolongada estimula la lubricación natural. Intente un lubricante con base en agua (no vaselina o jaleas con base en petrolato) o hable con el médico respecto a cremas de estrógenos o terapia estrogénica de reemplazo. Tener relaciones sexuales regularmente ayuda también a mantener la lubricación y elasticidad vaginal.

Cambios en los hombres. Los cambios físicos en la respuesta sexual de los hombres son parecidos a los de las mujeres. La gran mayoría de los hombres que envejecen producen suficiente testosterona para mantener el interés en el sexo. Pero puede necesitar más estimulación física y mental para tener y mantener una erección. Las erecciones pueden ser menos firmes y pueden durar menos. Y el envejecimiento aumenta el tiempo entre posibles eyaculaciones. Hacia los 70 años de edad, podrían requerirse hasta 48 horas.

Qué puede hacer

Aceptar los cambios y hablar de ellos con su pareja es importante. Adoptar una posición que haga fácil insertar el pene en la vagina puede ayudar. Los condones pueden reducir la estimulación, por lo que no los use a menos que sea necesario para evitar el embarazo o transmisión de enfermedades.

Si tiene problemas para mantener una erección o alcanzar el orgasmo, hable con el médico, que puede ayudarlo a usted y su pareja a comprender los cambios normales de la edad y cómo adaptarse a ellos.

El sildenafil, las autoinyecciones, las bombas de vacío para el pene y otros medicamentos pueden ayudar a algunos hombres a producir y mantener una erección. El sildenafil aumenta la respuesta a la estimulación sexual mejorando el flujo de sangre al pene. Pero este medicamento puede ser peligroso — incluso mortal — si se mezcla con otros medicamentos comunes, o si tiene cardiopatía coronaria. No tome sildenafil sin discutirlo con el médico. Y nunca pida "Viagra" a través de Internet. Puede no ser el mismo producto.

Los dispositivos de vacío, la cirugía vascular y los implantes quirúrgicos son otras alternativas para ayudar a tener una erección.

Cambios debidos a enfermedades o incapacidad. Algunos problemas médicos pueden interferir con la forma en que responde sexualmente a otra persona. El dolor crónico o la cirugía y la enfermedad que producen fatiga pueden hacer que las actividades sexuales sean más difíciles o dolorosas.

El dolor en el pecho, la falta de aire o el temor de un ataque cardiaco recurrente pueden afectar su deseo y capacidad. Pero si era sexualmente activo antes del ataque cardiaco, probablemente puede reanudar esta actividad. La muerte súbita durante el sexo es rara.

La cardiopatía coronaria y la diabetes pueden restringir el flujo de sangre a los genitales. Esto puede interferir con la erección en los hombres y con la hinchazón de los tejidos vaginales en las mujeres. Los hombres que han tenido diabetes muchos años pueden tener también daño en los nervios que puede conducir a impotencia.

Algunos medicamentos frecuentemente utilizados pueden interferir con la función sexual. Los medicamentos que controlan la presión arterial pueden reducir el deseo y dificultar la erección en los hombres y la lubricación en las mujeres. El alcohol, los antihistamínicos, los antidepresivos y los medicamentos que bloquean el ácido pueden tener efectos secundarios que afectan la función sexual.

Qué puede hacer

Hable con el médico respecto a su salud o los medicamentos que pueden afectar la capacidad sexual. Conozca las medidas que puede tomar para disminuir el impacto. Mantenga comunicación con su pareja respecto a lo que se siente o no se siente bien, y haga los ajustes necesarios para crear placer y evitar el dolor. Si el coito no es posible, aprenda a encontrar placer en el tacto y otras actividades íntimas.

Sueño

La necesidad de sueño permanece bastante constante a través de la mayor parte de la vida. Si necesita aproximadamente 6 horas de sueño en la noche, es probable que se mantenga esa necesidad, media hora más o media hora menos, en 10 años a partir de ahora. Sin embargo, el envejecimiento puede hacer que duerma menos profundamente.

Entre los 50 y 60 años de edad, el sueño es a menudo menos tranquilo. Usted pasa menos tiempo en el sueño profundo (llamado sueño delta). También puede cansarse más pronto en la tarde y despertar más temprano en la mañana.

Si considera que está durmiendo menos, recuerde tomar en cuenta las siestas de la tarde. Muchas personas de edad avanzada que descansan durante el día encuentran que la combinación de siestas y sueño en la noche es aproximadamente el mismo tiempo en horas de descanso que tenían cuando eran más jóvenes.

El insomnio es más prevalente con la edad. Los cambios en los patrones del sueño, el nivel de actividad y la salud pueden alterar el esquema de sueño. El dolor crónico, la depresión, la ansiedad y el estrés pueden también interferir con el sueño. Los hombres que desarrollan crecimiento no canceroso de la próstata ven el sueño interrumpido por la necesidad de orinar más frecuentemente. Los medicamentos, incluyendo algunos antidepresivos, medicamentos para la presión arterial alta y medicamentos esteroides, pueden también ser responsables. Y una pareja que ronca puede interferir con su capacidad para tener un buen sueño en la noche.

Qué puede hacer

La falta de sueño, o insomnio, no es una parte inevitable del envejecimiento. Los expertos en el sueño ofrecen los siguientes consejos para ayudarlo a tener un mejor sueño en la noche.

Minimice las interrupciones. Cierre la puerta o cree un fondo de ruido sutil, como un ventilador, para ocultar otros ruidos. Si toma menos líquidos antes de acostarse, no necesitará usar el baño con tanta frecuencia.

Limite las siestas y el tiempo en la cama. Esto puede ayudar a evitar el sueño superficial, que no descansa.

Haga ejercicio diariamente. Termine sus ejercicios por lo menos 5 a 6 horas antes de acostarse.

Evite o limite las sustancias que pueden alterar el ciclo del sueño. Éstas incluyen cafeína, alcohol y nicotina.

Disminuya actividades gradualmente. Reduzca los estímulos antes de acostarse. Tome una ducha o baño caliente. Lea un libro o vea televisión hasta estar somnoliento.

Tenga cuidado con los medicamentos. Hable con el médico antes de tomar pastillas para dormir, especialmente si está tomando otros medicamentos de prescripción. Y pregúntele si los medicamentos pueden contribuir al insomnio.

Cómo enfrentar los ronquidos

Roncar puede privarlos a usted y a su pareja de un buen sueño en la noche. Más frecuente en los hombres que en las mujeres, los ronquidos crónicos pueden dejarle una sensación de somnolencia durante el día.

Aquí están algunos consejos para reducir o eliminar los ronquidos:

- Reduzca el exceso de peso. Incluso una reducción de 10% puede ayudar a aliviar los ronquidos causados por constricción u obstrucción de la tráquea.

- Evite el alcohol y medicamentos, como tranquilizantes y pastillas para dormir.

- Duerma de lado o sobre el estómago, y no sobre la espalda. Esto ayuda a que la lengua no bloquee la vía respiratoria durante el sueño.

Algunos que roncan crónicamente tienen un trastorno llamado apnea del sueño. La forma más frecuente de apnea del sueño es cuando los músculos de las paredes de la garganta se relajan mientras usted duerme, por lo que las paredes se colapsan y obstruyen temporalmente el flujo de aire. Si su pareja nota que deja de respirar periódicamente, vea al médico. Este trastorno puede contribuir a presión arterial alta y daño al corazón.

Capítulo 3

La mente

- **Un olvido de la memoria no significa enfermedad de Alzheimer.**
- **La depresión puede tratarse eficazmente.**
- **La mente es como un músculo, úselo o lo pierde.**

¿No es justo, verdad? Exactamente cuando tiene la edad suficiente para haber adquirido cierta sabiduría, la mente empieza a hacerle travesuras. No puede recordar en dónde dejó los anteojos o en dónde estacionó el automóvil. Podía hacer tres cosas a la vez, pero ahora tiene que concentrarse en una. Algunos días, la falta de concentración es tan pronunciada que tiene temor de padecer enfermedad de Alzheimer. ¿Qué está pasando, y hay algo que se pueda hacer al respecto?

Primero que todo, relájese. Algún olvido de la memoria es normal al avanzar la edad. Dejar en otro lugar las llaves del automóvil y olvidar un nombre ocasionalmente, aunque frustrante, no necesariamente es serio. Segundo, cierto número de trastornos, como la depresión y la presión arterial alta, y algunos medicamentos pueden afectar la memoria. A menudo la pérdida de memoria que causan es reversible.

Aquí está otra buena razón para relajarse: el estrés y la ansiedad pueden interferir con la memoria y la concentración.

En este capítulo revisaremos la pérdida de memoria. Veremos la diferencia entre la simple pérdida de memoria y una forma progresiva de pérdida de memoria llamada demencia. Le diremos lo que puede hacer para mantener la mente activa y alerta en los años avanzados de la vida. Empezaremos examinando la depresión, una causa frecuente de problemas de la memoria.

Más allá de la tristeza

Todos nos sentimos tristes de tiempo en tiempo, y todos experimentamos dolor ante una desgracia. Pero la depresión es diferente. Es una enfermedad seria que puede tener un precio terrible en la gente que la presenta, y en sus familiares. Es normal sentirse triste algunas veces, especialmente después de una pérdida difícil, como la muerte de un ser querido. Pero a diferencia de la tristeza, la depresión no desaparece fácilmente. No se va en unos días o incluso en unas semanas. De hecho, la depresión mayor, si no se trata, es probable que se prolongue 6 a 24 meses. Y después de desaparecer los síntomas, generalmente repiten.

La depresión es un trastorno médico con base biológica. Afecta los pensamientos, estado de ánimo, sentimientos, comportamiento y salud física. Los científicos creen que puede estar relacionada con desequilibrios en las sustancias químicas del cerebro llamadas neurotransmisores, particularmente los neurotransmisores serotonina, norepinefrina y dopamina. Pero no comprenden por completo el papel que estas sustancias químicas desempeñan en la depresión.

A pesar de todo lo que sabemos de la depresión como un trastorno médico, para algunas personas todavía es un estigma de enfermedad mental. Estar deprimido no es causa mayor de vergüenza que tener diabetes o resfriado, y sin embargo mucha gente deprimida se siente avergonzada o débil. Piensan, y a menudo les dicen otros, que deberían poder eliminarla o que lo que sufren está en su cabeza. A menudo, la vergüenza que sienten los mantiene sin buscar la ayuda que necesitan.

La depresión es más frecuente en las mujeres que en los hombres, y afecta aproximadamente a una de cada cuatro mujeres, posiblemente por causas biológicas como las hormonas. Es menos frecuente en personas casadas, especialmente en hombres casados, y en los que mantienen relaciones íntimas de largo plazo. Las tasas de depresión son más elevadas en los divorciados, en los que viven solos y en los que tienen dificultad con el alcohol.

Como la pérdida de memoria, la depresión no es una parte natural del envejecimiento. No es más frecuente en las personas de edad avanzada, pero debido a que algunos de los síntomas se confunden a menudo con consecuencias inevitables del envejecimiento, es más probable que no se reconozca en adultos mayores. Esto es preocupante porque la depresión no tratada puede llevar a una espiral descendente de incapacidad, dependencia y suicidio.

Además, cierto número de aspectos del envejecimiento pueden predisponer a los adultos mayores a la depresión. Éstos incluyen la disminución de los niveles de neurotransmisores y hormonas, la pérdida de amigos, la pérdida de importancia en la comunidad, la pérdida de relaciones de trabajo, la pérdida de seres queridos, el cambio de una casa querida o el inicio de enfermedades crónicas, como enfermedades del corazón, ataque cerebral, artritis y diabetes.

No hay una causa única de la depresión. Los expertos piensan que algunas personas tienen una vulnerabilidad genética para la depresión, lo que significa que el trastorno tiende a verse en familias. Esto, combinado con los eventos estresantes de la vida, como la muerte de un cónyuge, la pérdida del trabajo, las dificultades económicas o las enfermedades físicas, puede precipitar un desequilibrio de neurotransmisores que tiene como resultado la depresión.

Su personalidad puede predisponerlo a la depresión. Rasgos de la personalidad como una baja autoestima y ser demasiado dependiente, autocrítico, pesimista y fácilmente abrumado por el estrés pueden hacerlo más vulnerable. Esto no significa que usted sea una persona débil.

La ansiedad exagerada acompaña a menudo a la depresión. Un trastorno de ansiedad puede tomar diferentes formas, incluyendo el trastorno generalizado de ansiedad, el trastorno de pánico y el trastorno obsesivo-compulsivo. Con un trastorno de ansiedad, puede sentir aprensión, nerviosismo y una dificultad irritante respecto al futuro. En algunas personas, la ansiedad simula un ataque al corazón, con síntomas como latidos rápidos del corazón, palpitaciones, sudoración y mareo. Otros síntomas incluyen dolor de cabeza, insomnio y fatiga.

Como la depresión, los trastornos de ansiedad pueden verse en familias y relacionarse con un desequilibrio de los neurotransmisores. Si presenta ansiedad como parte de la depresión, los síntomas pueden aliviarse cuando desaparece la depresión. Si tiene un trastorno de ansiedad sin depresión, algunos de las mismos medicamentos utilizados para la depresión pueden ser eficaces. Las técnicas de relajación pueden ayudar también. Lo importante es que, si tiene síntomas de depresión o de ansiedad, no suponga que es una parte normal del envejecimiento o que no se puede hacer nada al respecto. Hable con el médico.

El alcohol, la nicotina y el abuso de drogas contribuyen a la depresión y los trastornos de ansiedad. La alimentación puede desempeñar un papel también. Específicamente, las deficiencias de ácido fólico y vitamina B-12 pueden causar síntomas de depresión.

¿Está usted deprimido?

¿Cómo sabe si está deprimido? La depresión tiene dos características. Una es la pérdida de interés en las actividades de la vida diaria. La otra es un estado de ánimo deprimido, incluyendo sentimientos de tristeza, inutilidad y desesperación, que duran más de 2 semanas. Como se mencionó antes, mucha gente con depresión tiene ansiedad también.

Para que un médico diagnostique depresión, deben estar presentes también otros signos y síntomas la mayor parte del día casi todos los días durante 2 semanas por lo menos. Éstos incluyen problemas de memoria y la incapacidad para concentrarse, alteraciones del sueño, reducción o aumento de peso, fatiga, pensamientos de muerte, agitación y pérdida de interés en el sexo.

Otros síntomas físicos asociados a la depresión incluyen dolor de cabeza, estreñimiento, diarrea, dolor abdominal y dolores generalizados. La gente deprimida puede parecer cansada y puede hablar suave y lentamente, como si apenas pudieran reunir la suficiente energía para hablar.

Los Dres. Javaid I. Sheikh y Jerome A. Yesavage desarrollaron la Escala de la Depresión Geriátrica, una forma corta, de la cual se presenta en la siguiente página. Si piensa que usted o un ser querido pueden estar deprimidos, este cuestionario puede ayudar a decidir si debe buscar ayuda médica. Conteste sí o no a las preguntas, o si está preocupado por la salud de un ser querido, pídale que lo haga:

1. ¿Está básicamente satisfecho con su vida?
2. ¿Ha abandonado muchas de sus actividades e intereses?
3. ¿Siente que la vida está vacía?
4. ¿Se siente aburrido a menudo?
5. ¿Tiene buen estado de ánimo la mayor parte del tiempo?
6. ¿Tiene temor de que algo malo le va a pasar?
7. ¿Se siente feliz la mayor parte del tiempo?
8. ¿A menudo se siente inútil?
9. ¿Prefiere quedarse en casa en lugar de salir y hacer cosas nuevas?
10. ¿Siente que tiene más problemas con la memoria que la mayoría de la gente?
11. ¿Piensa que es maravilloso estar vivo ahora?
12. ¿Se siente inútil en la forma en que se encuentra ahora?
13. ¿Se siente lleno de energía?
14. ¿Siente que su situación es desesperada?
15. ¿Piensa que la mayoría de la gente está mejor que usted?

Si contestó sí a las preguntas 1, 5, 7, 11 y 13, probablemente no está deprimido. Contestar sí a la mayoría o a todas las demás preguntas sugiere fuertemente depresión. Hable de sus síntomas con el médico. No tiene por qué sufrir. Mientras más pronto obtenga ayuda, mejor.

La mejor noticia respecto a la depresión es que es tratable. En los últimos 20 años se han desarrollado medicamentos que pueden aliviar los síntomas en la mayoría de la gente. Éstos incluyen inhibidores selectivos de la recaptura de serotonina (ISRS) como la fluoxetina, paroxetina, sertralina y citalopram. Pero éstos son sólo algunos de los numerosos antidepresivos disponibles. La selección del medicamento depende de la enfermedad, los síntomas y la historia personal o familiar de depresión.

Igual que con todos los medicamentos, hay algunas precauciones, especialmente para las personas de edad avanzada. Al envejecer, los medicamentos se eliminan más lentamente del cuerpo, por lo que puede requerir dosis menores. El médico necesita controlar la dosis cuidadosamente. Necesita saber si está tomando otros medicamentos porque pueden tener interacciones con los antidepresivos. Los antidepresivos que causan sedación pueden tener propensión a caídas o a otros accidentes.

Algunas personas pueden descontinuar el medicamento después de 12 meses. Otras, cuya depresión tiende a repetir, podrían tener que seguir tomándolo durante años. Mientras más tiempo los tome, menos probabilidad tiene de que repita la depresión. Los medicamentos antidepresivos no producen adicción.

La psicoterapia (terapia de conversación) puede ayudar a la gente con depresión leve a moderada. De hecho, la psicoterapia y los medicamentos combinados son más efectivos que cualquiera de los tratamientos solos. Tanto la psicoterapia como el medicamento pueden tardar 4 a 8 semanas en tener efecto, por lo que debe tener paciencia y no molestarse porque piensa que el tratamiento no está funcionando. Para la depresión severa, la terapia electroconvulsivante (TEC) es la opción más efectiva.

Tener cuidado de la salud puede afectar la depresión. Estudios recientes han mostrado que la actividad física regular ayuda a evitar o aliviar los síntomas de depresión en adultos mayores.

Para mayor información, vea nuestro sitio en Internet en *www.MayoClinic.com* y busque con la palabra *depression* (ya que el sitio está en inglés).

Pérdidas no naturales

Vayamos al fondo. Cuando se trata de pérdida de memoria, el mayor temor de la gente es la demencia, particularmente la demencia que acompaña a la enfermedad de Alzheimer.

Un trastorno progresivo e incurable del cerebro, la enfermedad de Alzheimer causa pérdida de memoria, cambios en el comportamiento y personalidad, y una declinación de las habilidades cognoscitivas. Aparecen los síntomas típicamente después de los 60 años de edad. La enfermedad se vuelve tan debilitante que mucha gente termina confinada a la cama y muere por neumonía o por otras enfermedades o infecciones en la siguiente década del diagnóstico.

La enfermedad de Alzheimer es una enfermedad devastadora que afecta a millones de personas y cuesta a la sociedad aproximadamente 50,000 millones de dólares al año (esto es en EUA). Se espera que el número de personas con la enfermedad se va a triplicar en los siguientes 20 años. Se afectan más mujeres que hombres, aunque nadie sabe por qué. Las mujeres viven más, y el riesgo de desarrollar enfermedad de Alzheimer aumenta con la edad, pero eso no lo explica completamente.

Pero aquí están las mejores noticias: debido a que la enfermedad afecta a tanta gente y es una carga para la sociedad, se está llevando a cabo una gran cantidad de investigación. Como resultado, la última década nos ha traído grandes avances en la comprensión de la enfermedad. También hay avances alentadores en el diagnóstico temprano y el tratamiento de los síntomas, así como la esperanza de una vacuna. Realmente sorprende cuando se piensa que hace 25 años la ciencia médica casi no sabía nada de la enfermedad de Alzheimer y consideraba la demencia como una consecuencia inevitable del envejecimiento.

Los cambios de la mente relacionados con la enfermedad de Alzheimer ocurren lentamente: la degeneración con frecuencia tarda una década. Olvidos ligeros, similares a los que presentamos la mayoría de nosotros, llevan a problemas para encontrar la palabra adecuada. De nuevo, ésta es una experiencia bastante común. Pero en la enfermedad de Alzheimer, las pérdidas siguen ocurriendo. Puede notar cambios en el comportamiento como apatía, aislamiento o agitación. Puede olvidar frecuentemente qué día, semana, mes o año es. La capacidad para las matemáticas puede declinar. Las finanzas pueden ser un desastre, con facturas no pagadas o cuentas sobregiradas. Conducir automóvil puede ser más difícil y peligroso. Sus familiares pueden notar que repite frecuentemente las preguntas y olvida las cosas. Finalmente la enfermedad le roba la capacidad no sólo de reconocer objetos comunes, como un lápiz, sino también la capacidad de utilizarlos. Al progresar la enfermedad y volverse más pronunciada la demencia, se vuelve imposible la vida independiente. Es como las luces que se apagan en la casa, una por una. Es un largo adiós.

Por supuesto, la enfermedad de Alzheimer no es la única causa de demencia. Otra causa frecuente son ataques cerebrales pequeños o cambios en el aporte de sangre al cerebro que pueden dar muerte al tejido cerebral. Esto se conoce como demencia vascular (demencia multiinfartos). Los síntomas de este tipo de demencia pueden aparecer súbitamente y mejorar o permanecer estables hasta que ocurren otros ataques cerebrales. La localización de los ataques en el cerebro determina la severidad de los síntomas.

Un diagnóstico difícil. Una de las peculiaridades de la enfermedad de Alzheimer es que es imposible establecer el diagnóstico sin autopsia. Por eso la enfermedad muchas veces es referida como probable enfermedad de Alzheimer y por eso el diagnóstico requiere descartar otras causas de los síntomas, como ataques y tumores cerebrales.

El examen microscópico del tejido cerebral de una persona con enfermedad de Alzheimer revela cambios patológicos conocidos como placas y ovillos. Las placas son depósitos densos de proteína y material celular que se forman afuera y alrededor de las células nerviosas

Sólo humano

Era yo tan engreído entonces. Cuando uno es joven piensa que está cubierto con Teflon. No hay nada que no pueda uno manejar. Pero al pasar los años, aprendí que era humano como todos los demás. Estoy muy agradecido a los que estuvieron ahí para ayudarme, y estoy agradecido de que tuve las agallas para pedir su ayuda.

A los 20 años firmé con la compañía, recién salido del tecnológico. Las computadoras centrales estaban tan de moda como ahora las computadoras portátiles, los servidores y los asistentes digitales personales. Trabajé con un puñado de jóvenes turcos muy ambiciosos que sabían lo suyo. Teníamos el personal técnico y el conocimiento de mercadotecnia para ser los mejores. Volaba a Italia, Singapur y Tokio como otros viajan por el país. Me quedaba despierto 2 días revisando los planes de negocios y resolviendo los desafíos técnicos. Para mí era un honor y, en retrospectiva, un poco de un ego de macho también.

Creo que estaba avanzando tan rápido que no noté cuando las cosas empezaron a andar mal. Los nuevos competidores eran más listos. Nos iban quitando nuestra parte del mercado. La demanda de computadoras centrales se estaba hundiendo en ese entonces. Veía a mis compañeros limpiar su escritorio y salir por la puerta con su carta de despido en la mano. Todavía seguía pensando que no me iba a tocar a mí, no después de lo que había dado a esta compañía. Por supuesto que me llegó el hacha como a todos los demás. Ahí estaba yo, de 54 años de edad y en la calle, con habilidades técnicas obsoletas que nadie quería y compitiendo con jóvenes con la mitad de mi edad. Contaba con trabajar de consultor para mantenerme ocupado, pero el teléfono nunca llamó, y mi buzón de correo electrónico siempre estaba vacío. Lejos de la vista, lejos de la mente. Artículos dañados. Un defensa de futbol con una lesión en la rodilla.

Mi esposa estaba trabajando de tiempo completo y yo me quedaba en casa con el gato. Los veranos estaban bien. Siempre podía encontrar un compañero para el golf o para hacer reparaciones en el bote. Fue en el segundo invierno cuando empecé a beber — un par de tragos para abrir los ojos en la mañana, unos cuantos que me levantaban el ánimo en la tarde. Setenta canales en el cable y casi sin darme cuenta ya era de noche.

Mi padre, que tenía unos 85 años y estaba todavía sano, no podía ocultar su desencanto. Mi pobre esposa se enojaba y refunfuñaba. Me sentía inútil. Ahora sé que tenía todos los signos clásicos de la depresión clínica. Dormía mucho. No podía empezar a hacer nada. Vivía como en cámara lenta, desconectado de la realidad.

Me ponía a la defensiva cuando mi esposa sugería que viera a un psiquiatra. Cómo admitir esa debilidad, ver a un mecánico de la cabeza. ¡Un loquero! Pero mi esposa lo dejó muy claro. Consigue ayuda o se acabó. Intenté con un consejero y no me sentí a gusto. El segundo tipo que vi estaba bien. Llegó como un tipo normal. Mantuvimos lindas conversaciones, y pude sacar una gran cantidad de cosas de mi interior. Me dio algunas pastillas también que hicieron una gran diferencia en mi manera de mirar la vida. He dejado de beber. Ni una gota. Voy regularmente a AA. Quiero tomar esta oportunidad para agradecer a mi esposa por darme el puntapié en el trasero que yo necesitaba y por quedarse conmigo. ¿Invencible? No. Sólo humano.

Científico en computación — Jamestown, N.Y.

Puntos a ponderar

- Una vez que deja un trabajo y está fuera del ambiente, es olvidado pronto. Éstas son las reglas uno y dos.

- La dependencia de sustancias puede introducirse furtivamente en usted durante los tiempos de angustia. Cuando los amigos y profesionales quieren ayudar, permítales que lo hagan.

- No hay tal cosa como la seguridad en el trabajo, por lo tanto no concentre su autoestima sólo en la vocación. Cultive una vida fuera del trabajo.

(neuronas). Los ovillos son fibras entrelazadas que se acumulan dentro de las neuronas.

Las placas, que están formadas en gran parte por la proteína beta amiloide, se desarrollan primero en la parte del cerebro utilizada para la memoria y otras funciones cognoscitivas. Se forman 10 a 20 años antes que aparezcan los síntomas. Los ovillos están formados principalmente por la proteína tau.

Los investigadores no comprenden todavía el papel de las placas y ovillos en la enfermedad de Alzheimer. Sospechan que ambos hacen que degeneren las neuronas, pierdan la capacidad para comunicarse y mueran, llevando a una pérdida irreversible de la función cerebral.

¿Qué tan probable es que desarrolle enfermedad de Alzheimer? Nadie sabe con seguridad. La edad es ciertamente un factor. Entre la gente de 65 años de edad, uno o dos de cada 100 tienen enfermedad de Alzheimer. Raras veces afecta a personas menores de 40 años, pero la enfermedad de Alzheimer de inicio temprano se considera una forma diferente de la enfermedad. El promedio de edad al establecer el diagnóstico es aproximadamente de 80 años. Hacia esa edad el riesgo aumenta a uno de cada cinco. La mitad de la gente que vive hasta los 90 años tiene síntomas.

La herencia desempeña un papel en 40 por ciento de la gente con enfermedad de Alzheimer de inicio temprano. También hay riesgo aumentado de enfermedad de Alzheimer de inicio tardío si se ve en su familia, pero incluso en familias que han tenido varios miembros que desarrollan la enfermedad, la mayoría no la tiene. Los investigadores siguen estudiando las causas.

La investigación nos trae esperanzas. Aunque la idea de desarrollar enfermedad de Alzheimer es muy desalentadora, gracias a la investigación, se están logrando avances interesantes en el tratamiento. Aquí está un panorama de lo más prometedor:

- *Inhibidores de la acetilcolina.* El neurotransmisor (una sustancia química que hace puentes, o sinapsis, entre las neuronas) acetilcolina disminuye hasta 90 por ciento en pacientes con enfermedad de Alzheimer. Tres medicamentos, tacrina, donepezilo y, más recientemente, rivastigmina, bloquean la degradación del neurotransmisor en un esfuerzo por hacer más lenta la declinación cognoscitiva. Los medicamentos parecen ayudar a hacer más lenta la enfermedad, por lo menos durante un tiempo, en 30 a 50 por ciento de los pacientes con síntomas leves a moderados.

- *Terapia estrogénica de reemplazo.* El estudio más prolongado y más grande de la terapia estrogénica de reemplazo (TER) realizado hasta ahora, publicado en 1999 en *Journal of the American Medical Association* (JAMA), encontró que la TER no tiene efecto significativo sobre el curso de la enfermedad de Alzheimer una vez que se diagnostica la enfermedad. Pero un estudio de 16 años de 472 mujeres, patrocinado por el Instituto Nacional del Envejecimiento (NIA), indicó que la TER puede reducir el riesgo de desarrollar la enfermedad. Sin embargo, hasta que se termine una mayor investigación, la prevención de la enfermedad de Alzheimer no es una razón suficiente para recibir TER.

- *Vitamina E.* La vitamina E es un antioxidante que contrarresta el daño causado a las células por la oxidación. En dosis altas puede ayudar a prevenir el daño a las células cerebrales de la enfermedad de Alzheimer. Un estudio publicado en *New England Journal of Medicine,* en el cual participó la Clínica Mayo, mostró cierta promesa en la capacidad de la vitamina E para hacer más lenta la progresión de la enfermedad. Se requieren más estudios. También se está estudiando la selegilina, un antioxidante utilizado para tratar la enfermedad de Parkinson.

- *Ginkgo.* El ginkgo viene del árbol *Ginkgo biloba.* Es una hierba utilizada en China desde hace mucho tiempo como remedio para diversas dolencias, y ha sido promocionada como ayuda para la memoria. Un estudio publicado en JAMA y una revisión de la investigación publicada en *Archives of Neurology* sugieren que la hierba puede estabilizar o mejorar la calidad de vida de algunos pacientes con enfermedad de Alzheimer. Un estudio con fondos federales que siguió a 2,000 sujetos sanos de 75 años de edad se inició el año pasado para determinar si el ginkgo puede retrasar el inicio de la enfermedad de Alzheimer y otras demencias.

- *Antiinflamatorios no esteroideos y corticoesteroides.* La inflamación en el cerebro puede desempeñar un papel en la enfermedad de Alzheimer. Algunas investigaciones han indicado que el uso de antiinflamatorios no esteroideos (AINE), como ibuprofén, o costicoesteroides, como prednisona, puede disminuir el riesgo de desarrollar enfermedad de Alzheimer. Los nuevos medicamentos llamados inhibidores de Cox-2 pueden ser una opción para la prevención o la estabilización de la enfermedad de Alzheimer en un futuro cercano.

- *Vacuna nasal.* Los investigadores están estudiando la idea de una vacuna nasal para la enfermedad de Alzheimer. Se ha probado únicamente en ratones, pero la aspiración de un péptido sintético beta amiloide disminuyó las placas en el cerebro de los ratones, de acuerdo a un estudio publicado el año pasado en *Annals of Neurology.*

Los investigadores están aproximándose también a poder diagnosticar la enfermedad de Alzheimer sin biopsia del cerebro. Estos instrumentos son prometedores:

- *Resonancia magnética estructural.* La investigación publicada en *Annals of Neurology* mostró que, utilizando resonancia magnética estructural (RM) para medir el volumen de ciertas regiones cerebrales afectadas por la enfermedad de Alzheimer, los investigadores podían predecir con alta precisión quién desarrollaría la enfermedad, incluso antes de presentar signos clínicos. Al desarrollarse nuevos tratamientos, la identificación temprana de las personas con alto riesgo de la enfermedad podría ser crítica para los esfuerzos de tratamiento.

- *Genética.* Los investigadores han identificado mutaciones genéticas que causan formas tempranas de la enfermedad de Alzheimer (inicio antes de los 60 años). Aunque no hay evidencia de que estas mutaciones genéticas causen la forma más común de la enfermedad de Alzheimer relacionada con la edad, la genética desempeña un papel. En particular, un gen conocido como apolipoproteína E (APOE) parece desempeñar un papel en el desarrollo de la enfermedad de Alzheimer relacionada con la edad. Eventualmente las pruebas genéticas podrían conducir al diagnóstico temprano de la enfermedad.

Se están llevando a cabo numerosos estudios clínicos en la enfermedad de Alzheimer, por lo que si usted o uno de sus seres queridos ha sido diagnosticado con la enfermedad, hable con el médico respecto a participar en uno de estos estudios. Si usted o un ser querido tiene la enfermedad o ha temido la posibilidad de desarrollarla, es importante recordar que los investigadores están logrando avances y que hay esperanza para el futuro.

Para mayor información, visite nuestra página y busque con la palabra *Alzheimer* (información disponible en inglés). Ésta es nuestra dirección en Internet: *www.MayoClinic.com*. También intente la dirección en Internet de NIA sobre Educación y Centro de Referencia de la Enfermedad de Alzheimer: *www.alzheimers.org*.

Desorden en la mente

Como se mencionó antes, el alcohol, la nicotina y las drogas, de prescripción o ilegales, pueden causar ansiedad y depresión o contribuir a ellas. Son sustancias adictivas, cuya investigación indica cambios en la química cerebral. También afectan la salud y disminuyen la calidad de vida. Obviamente, las drogas ilegales, como la marihuana, cocaína y heroína, pueden destruir la salud y la vida. Pero, ¿sabía usted que incluso la cafeína, la más popular de las sustancias adictivas, puede interferir con su mente? Aquí está cómo lo hacen:

Cafeína. Se han realizado numerosos estudios de los efectos de la cafeína sobre la salud, una de aproximadamente 500 sustancias químicas que se encuentran en el café. La mayoría de los estudios no son concluyentes, en parte por tantas variables involucradas en el procesamiento y consumo del café. El tipo de semilla, el grado de tostado, el método de preparación y lo que usted añade a su café influyen sobre la composición química de lo que termina tomando. Tampoco ayuda a los esfuerzos de los investigadores que los que toman café tienen mayor probabilidad de ser de mayor edad, fumar, beber más alcohol y tener una alimentación deficiente, por lo que la investigación, en su mayoría, no ha podido separar los efectos de la cafeína de otros factores.

Como resultado, es difícil determinar cuánto café puede consumir con seguridad. Sin embargo, no hay duda de que la cafeína es un estimulante que afecta el cerebro. Puede despertarlo, darle energía, hacerlo estar más atento y acelerar el tiempo de reacción. Puede (dependiendo de su sensibilidad) aumentar la presión arterial, acelerar el corazón, producir o agravar las agruras, interrumpir el sueño y causar ansiedad. La cafeína puede hacerlo irritable e inquieto y agravar los ataques de pánico. Esa sensación de nerviosismo que percibe después de haber tomado varias tazas de café no está en la imaginación. La cafeína puede también crear dependencia. Nada más trate de suspenderlo de repente. Ese desagradable dolor de cabeza es señal de supresión.

El adulto promedio consume aproximadamente 200 miligramos de cafeína al día, suficiente para hacer que algunas personas sientan

Un fósil viviente

Como la primera mujer gerente de mi compañía, tenía que probar mi capacidad todos los días. Había saltado el muro y ocupaba un cargo hasta ahora reservado sólo para los hombres, por lo que me encontraba compitiendo con los muchachos, los Grandes Canes, como dicen. Había llegado finalmente, o eso pensé. Siempre supuse que mis habilidades y conexiones con la gente me llevarían sin problema hasta la jubilación. Pero la tecnología me jugó una mala pasada sin que lo notara.

Con poca transición o tiempo para ajustarse, nuestra compañía entró en la era del comercio electrónico. Todas las divisiones de todos los lugares estaban en línea. Los servicios de información y la mercadotecnia hablaban un nuevo lenguaje. No éramos ya una compañía, sino una "empresa B-2-B". Las decisiones debían tomarse respecto al software del "manejo de las relaciones con el cliente". Por supuesto que aprendí la nueva jerga, pero detrás de las palabras estaba la tecnología, con la cual no estaba yo familiarizada.

Me sentí como una abuela, rodeada de jóvenes expertos en computación hablando del manejo de bases de datos, coincidencia de datos y limpieza. Por favor, ¡denme sólo un proyector y un gis! Sabía cómo procesar las palabras y enviar un correo electrónico, pero prefería mi Selectric IBM.

Por supuesto que un gerente toma decisiones y confía en que su personal posea las habilidades técnicas para llevar a cabo estas decisiones. Eso era verdad hasta cierto punto. Pero incluso un gerente debe tener un cuadro completo de los fundamentos. Yo no. Me sentí como un fósil viviente.

Tenía 57 años en ese tiempo y había esperado trabajar hasta los 65 para maximizar mi pensión. Pero el escrito estaba en la pantalla de la computadora. Me "invitaron" a una jubilación temprana. La nueva gerente tiene la mitad de mi edad, una mujer que nunca tuvo que abrirse camino hasta la cima como yo. Ni siquiera sabía mi nombre.

Gerente de comunicaciones — St. Louis, Mo.

Puntos para ponderar

- Mantenga sus habilidades al día para que los cambios en su profesión no lo tomen por sorpresa.

- Sea listo. Anticipe los cambios y sea lo suficientemente flexible para reinventarse periódicamente.

ansiedad. Aproximadamente tres cuartas partes vienen del café. El resto viene en bebidas carbonatadas, tés, chocolate, cocoa, analgésicos que se obtienen sin receta y productos diseñados para ayudarlo a permanecer despierto.

En lo que se refiere a la salud, puede estar bien sin cafeína. Pero si le gusta el café cafeinado, cola o té, entonces consúmalos en moderación. Si quiere disminuir o dejar la cafeína, hágalo gradualmente para evitar el dolor de cabeza, la fatiga y otros síntomas que pueden acompañar a la supresión.

Alcohol. Hablando de áreas oscuras, indudablemente ha escuchado los estudios que muestran los efectos benéficos del consumo moderado de alcohol sobre el corazón. ¿Significa que debe beber alcohol? La respuesta es no. Si no bebe, no empiece a beber.

Desafortunadamente la enfermedad referida a menudo como alcoholismo es un problema serio en adultos mayores, muchos de los cuales no empiezan a tomar en exceso hasta que llegan a los 60 o 70 años. Beber excesivamente puede ser una forma de responder a un cambio mayor en la vida, como la muerte del cónyuge, el divorcio o el retiro. Más mujeres que hombres empiezan a tomar tardíamente en la vida. El alcoholismo puede no ser detectado hasta que aparecen consecuencias mayores para la salud.

Demasiado alcohol (más de una bebida al día en las mujeres o más de dos al día en los hombres) puede dañar casi todos los órganos y sistemas del cuerpo. Aumenta el riesgo de enfermedad cardiovascular, enfermedad del hígado y del páncreas, disfunción sexual y algunos cánceres. También debilita el sistema inmunológico, haciéndolo más vulnerable a las infecciones.

Al envejecer, el cuerpo es menos capaz de manejar el alcohol, por lo que se necesita menos para dañarlo. Y el abuso del alcohol puede ayudar a acelerar el proceso de envejecimiento. Un estudio presentado en la Academia Estadounidense de Psiquiatría de la Adicción indicó que el abuso del alcohol puede causar lo que parecen signos físicos del envejecimiento, incluyendo caídas e insomnio.

Otro estudio encontró que los trastornos de ansiedad van de la mano con el abuso del alcohol. El riesgo de tener ansiedad es tres veces mayor si está presente abuso de alcohol, aunque nadie está seguro por qué. Es posible que la ansiedad haga beber a algunaspersonas o, como se mencionó antes, que la bebida haga que la gente presente ansiedad.

Podría ser también que los factores genéticos o ambientales predisponen a ciertas personas a ambos trastornos, ansiedad y abuso de alcohol.

En un estudio publicado en *American Journal of Drug and Alcohol Abuse,* de adultos de 65 años de edad o más que fueron vistos en un departamento de urgencias, los que bebían excesivamente tendían a percibir su salud peor el año siguiente a su visita. Además, beber en exceso complica la salud de las personas mayores causando interacciones adversas con medicamentos, falta de cumplimiento con la dieta o los medicamentos, alteraciones cognoscitivas y enfermedades psiquiátricas. Puede crear también problemas de salud como hipertensión y sangrado gástrico.

El alcohol afecta las capacidades cognoscitivas y la concentración. Si disfruta una copa de vino con la comida, entonces probablemente no hay razón para dejarla. Pero si bebe más o si recurre al alcohol para sentirse mejor, entonces puede tener un problema. Esto es especialmente cierto si no puede disminuir la bebida o dejarla a pesar de sus mejores intenciones. Hable con el médico respecto a las opciones de tratamiento.

Nicotina. No se puede decir nada bueno de la nicotina. Si fuma o masca tabaco, haga todos sus esfuerzos por dejarlo. Nunca es demasiado tarde, y mientras más tiempo pase sin nicotina, más daño puede revertir, incluso si la utilizó durante años.

Con cada fumada, recibe usted 4,000 sustancias químicas. La nicotina es la que lo engancha. Es tan adictiva, que es más difícil dejar que la heroína o la cocaína. Cuando inhala el humo, la nicotina llega al cerebro en 10 segundos. Si fuma pipa o puro (el humo de los cuales la mayoría de la gente no inhala) o masca tabaco, la nicotina se absorbe un poco más lentamente a través de las membranas mucosas de la boca.

Una vez que la nicotina llega al cerebro aumenta el neurotransmisor dopamina, que regula el movimiento, la emoción, la motivación y, lo más importante para el proceso adictivo, el placer. Los efectos agudos de la nicotina se disipan casi tan rápidamente como llegan, lo que significa que tiene que seguir recibiendo más para mantener las sensaciones placenteras.

Debido a que la nicotina es tan adictiva, dejar de fumar es difícil. Si ya no fuma, dejar de fumar puede ser una de las cosas más difíciles que haya hecho. Si quiere dejar de fumar, puede ser lo más difícil que hará. Los síntomas de supresión pueden durar un mes o más y pueden incluir irritabilidad, deseo intenso de fumar, dificultad para pensar y poner atención, alteraciones del sueño y aumento del apetito. Pero hay ayuda. Los productos de reemplazo de la nicotina, como chicles, inhaladores, nebulizaciones nasales y parches para la piel, terapia conductual y el antidepresivo bupropión han probado que son eficaces para ayudar a la gente a dejar de fumar.

Piense en la alternativa. Fumar se ha relacionado con presión arterial alta, enfermedad de las encías, enfermedad cardiaca y diversos cánceres, particularmente pero no exclusivamente cáncer del pulmón, así como otras enfermedades pulmonares. Cada año fumar cigarrillos causa una de cada cinco muertes en este país. Fumar no solo interfiere con la mente — es probable que le cause la muerte. Si es fumador y un envejecimiento saludable es su meta, debe dejar de fumar. Para mayor información sobre la dependencia de la nicotina, vea nuestra dirección en Internet en *www.MayoClinic.com* y busque con la palabra *nicotine*.

Medicamentos. Si usted es como la mayoría de la gente, es probable que tome más medicamentos, tanto de prescripción como que se venden sin receta, que cuando era más joven. Desafortunadamente, algunos de los medicamentos más comunes pueden causar síntomas similares a la demencia, incluyendo confusión y pérdida de memoria. El problema se complica no sólo por tomar más de un medicamento sino también por el metabolismo, que se vuelve menos eficiente al avanzar la edad.

Los medicamentos pueden tener también interacciones con el alimento y los suplementos de vitaminas y minerales. Para evitar estos problemas, haga lo siguiente.

- Asegúrese que el médico conoce todo lo que usted toma, incluyendo medicamentos que se venden sin receta, hierbas, vitaminas y minerales.

- Lea todas las instrucciones, advertencias y precauciones de todos los medicamentos y suplementos que usted quiere tomar.

- Comunique al médico los efectos secundarios que presenta.

- Tome los medicamentos de acuerdo a las instrucciones. Si deben deglutirse, tómelos con un vaso lleno de agua. Tómelos con alimento si está indicado.

- No mezcle los medicamentos en el alimento o las bebidas calientes, ni los tome con los suplementos de vitaminas y minerales.

- No abra las cápsulas de liberación prolongada sin hablar primero con un farmacéutico — si las rompe puede destruir la liberación prolongada.

El abuso de medicamentos puede causarle serios problemas. Si nota que no puede estar sin ciertos medicamentos, como pastillas para dormir, calmantes para el dolor o tranquilizantes, o si necesita estar tomando cada vez más medicamento para obtener el mismo efecto, hable con el médico.

Respecto a la memoria

¿Recuerda cuando estaba en la escuela y tenía que memorizar grandes cantidades de información, como todas las capitales de los estados o las palabras del poema "El viaje de la medianoche" de Paul Revere? Si piensa que podía hacerlo por su juventud, está equivocado. Usted podía hacerlo porque trabajaba duro para confiar la información a la memoria ¿Cuándo fue la última vez que hizo eso? Es probable que si lo intentara ahora, tendría el mismo éxito que entonces.

Piense en la memoria dividida en tres partes. Aquí está cómo funciona:

Memoria de trabajo. Usted ve un número telefónico en la sección amarilla, tal vez lo repita hasta que lo marca en el teléfono. Luego, oh, se ha ido. Es probable que si tiene que llamar al mismo número de nuevo, tenga que verlo otra vez. La memoria de trabajo lo almacenó únicamente mientras lo necesitaba.

Memoria de corto plazo. La memoria de corto plazo es en donde almacena información más importante, o información a la que está expuesto frecuentemente. Permanece ahí durante horas o incluso días, ¿Recuerda lo que desayunó esta mañana? Ésta es su memoria de corto plazo.

Memoria de largo plazo. La información que es realmente importante, como el cumpleaños de su hija, las palabras de una oración repetida a menudo o algo que tiene un impacto emocional, está en la memoria de largo plazo, en donde se almacena durante años. Cuando trabaja para memorizar algo, ayuda a moverlo hacia la memoria de largo plazo. Por ejemplo, si usted tuvo que memorizar "El

cos y otros detalles. No puede evita
ro puede controlar la forma en que
a una actitud positiva. Si necesita
ínase a un grupo de apoyo o busque

y siga siendo activo. Lo más importante,
Tome clases, aprenda una nueva
e clases de violín, juegue ajedrez,
a un libro, ofrézcase de voluntario.
evisión. Rete a sus nietos a jugar
a de aprendizaje es la clave para
a.

nuestra página y seleccione el *Food*
tra dirección en Internet:

Ejercitar la memoria

Siempre me vanaglorié de tener buena memoria. De niña, en la escuela, parecía memorizar y retener los hechos y las cifras más fácilmente que muchas de mis compañeras. Pueden imaginarse cómo me preocupé cuando mi memoria empezó a declinar. Empecé a olvidar cosas, pequeñas cosas en su mayoría — compras en la tienda o el nombre de una persona que me acababan de presentar hace unos minutos. Algunos detalles de lo que acababa de leer o me habían dicho no se quedaba conmigo. U olvidaba lo que estaba haciendo antes que me interrumpieran. Las llaves del automóvil. Los anteojos. Cosas como ésas.

Compartí mis preocupaciones con amigas. "Bienvenida al club", dijeron. "Nos está pasando a todas". Pero yo estaba preocupada de que lo que estaba sucediéndome no era normal. Mi madre pasó sus años finales con demencia. Podría haber sido Alzheimer, pero entonces no se llamaba así.

Hablé con mi doctora, que afortunadamente tomó mis preocupaciones muy seriamente. Me hizo algunas pruebas y un examen físico y no encontró problemas médicos. No estoy tomando ningún medicamento que afecte la memoria. Me refirió entonces a una clínica que probó mi atención, mi memoria visual y la retención de la lectura. Examinaron qué tan bien podía recordar una lista de números, así como caras y nombres.

Mi puntuación fue buena, me dijeron. Tal vez había perdido un poco de capacidad de memoria a través de los años, pero mi memoria seguía siendo buena, y no tenía ningún tipo de demencia. Les dije que seguía preocupada por el cambio. Me explicaron que podemos mejorar nuestra memoria usando técnicas simples de asociación y repetición y mejorando nuestra concentración. Me dieron un libro de ejercicios para mejorar la memoria.

Creo que me ha ayudado. He encontrado que asociar un nombre a un objeto, por ejemplo, es particularmente útil. Sólo ser más consciente de cómo funciona la memoria me ayudó a aguzar la mía. Hago listas. Pongo las llaves y los anteojos en el mismo lugar cuando llego a casa. Estoy bien, gracias.

Ama de casa — Corpus Christi, Texas

Puntos para ponderar
- Un poco de olvido es una parte normal del envejecimiento, no un precursor de la enfermedad de Alzheimer.
- Los ejercicios de la memoria y la técnicas del recuerdo pueden mejorar su memoria.

viaje de la medianoche" de Paul Revere cuando era niño, es probable que pueda recordar por lo menos unas cuantas líneas del poema incluso ahora. La repetición ayudó a memorizarlo.

Los neurotransmisores y las neuronas desempeñan un papel en guardar sus recuerdos, aunque los investigadores no están seguros de cómo funciona el proceso. Lo que saben es que los neurotransmisores tienden a disminuir con la edad, por lo que es probable que la capacidad para recuperar la información sea más lenta que cuando era más joven.

Esto no significa que es inevitable que la memoria falle al avanzar la edad. Oh, seguramente olvidará en donde puso sus anteojos. Probablemente lo hizo cuando tenía 20 años también, pero entonces era más probable reirse porque no tenía ningún temor y no lo veía como un signo de envejecimiento.

Si olvida cosas, aquí hay algo que puede hacer para ayudar a la memoria:

Consejos para recordar. Aprenda de los días de antaño en que era forzado a confiar ciertos hechos a la memoria. Si es importante para usted recordar algo, entonces trabaje en ello. Aquí está cómo hacerlo:

- *Repetición.* Practique diciéndolo una y otra vez, y es probable que sea suyo para siempre.

- *Asociaciones.* Cree una historia, haga una rima o relacione la nueva información con algo que ya sabe, como las palabras a una canción. Esto ayudará a almacenar la información en su cerebro.

- *Desmenuzamiento.* Divida la información en pequeñas piezas y apréndalas una por una.

- *Visualización.* Cree una imagen en el cerebro que asocie con lo que está tratando de recordar. Cuando le presentan a una persona, recuerde su nombre pensando en una pista visual relacionada con esa persona. Además repita su nombre al estrechar sus manos.

Tenga presente que memorizar es un trabajo difícil. Puede querer ahorrar el esfuerzo para lo que es realmente importante. Para otra información, trate de tener listas o colocar recordatorios en lugares por donde pasa usted, como en el espejo del baño o en la puerta del refrigerador. Lleve un calendario. Haga un hábito de poner las cosas

palabras, números telefó
los eventos estresantes, p
reacciona a ellos. Manter
ayuda, hable con amigos
ayuda profesional.

- *Mantenga contactos sociale
mantenga activa la mente
habilidad o un idioma, to
resuelva los crucigramas,
Limite el tiempo viendo t
Scrabble.* Recuerde, una vi
mantener su mente en for

Para mayor información, ve
and Nutrition Center. Ésta es nu
www.MayoClinic.com.

No necesita más
saber que hay u
encuestas muest
los días. Y más d
entrevistados ha
de curación de la

Para la mayor
espiritual más gr
tras estudio mues
asistencia a los se
creencias de la ge
más rápido de la e
también a enfrenta

Por ejemplo, u
adultos mayores c
vez por semana y
consistentemente
actividades religio
estudio encontró q
más rápidamente s
los que fueron des

Entre los que es
creencias espiritual
estudios que han e
religioso y diversos
encontrado que la
un estudio de 108 r
indicaron que sus c

Éstos son sólo al
intentado medir el e
enfermedad y la rec
investigadores de la
Georgetown encont
estudios sugirieron
beneficioso sobre la
factores religiosos se
disminución del uso

El espíritu

Mensajes para llevar a casa

- **Sea consciente del cuadro general.**
- **Usted es más que tejidos y sustancias químicas.**
- **Un sistema de creencias puede poner orden y propósito en los cambios de la vida.**

La vida es cambio, y mientras más viva más cambios tiene probabilidad de encontrar. El cambio es un reto, incluso si piensa que el cambio es por algo mejor. Algunas veces el cambio lo reta profundamente, incluso sacudiendo sus raíces. La pérdida de un ser querido, la jubilación, cambiarse a una nueva comunidad o enfermarse pueden ser estos cambios.

¿Cómo enfrenta el cambio? ¿Qué le da fuerza en los tiempos difíciles? ¿Qué lo apoya y lo mantiene firme cuando siente que la tierra se está moviendo bajo sus pies?

Para mucha gente la respuesta está en su fe. Esa fe comprende no solamente una creencia en un poder más elevado y en un orden en el universo, sino también la conexión con otros. Esas conexiones mantienen a la gente estable cuando los vientos cambiantes de la vida amenazan con apartarlas del camino.

Hace mucho tiempo, los curadores entendían el vínculo entre lo espiritual de la gente y su bienestar general. La salud y el espíritu estaban inextricablemente relacionados. En muchas culturas, los sacerdotes y chamanes eran los curadores, y ellos llamaban a sus espíritus para restablecer su todo.

Sin emb
técnicas m
curación. Y
milagrosos
completam
Mayo, que
través del s

Desde su
Hermanas d
los hermano
la Gran Dep
de dinero no

"El mante
es de gran ir
de Medicina.
nuestros idea
responsable c
que la gente t

Con el resu
década, los qu
la conexión er
medicina y la
respeto mutuc
colisión — que
recientemente
publica el Mor
practican la ate

La fe es un f
saludable. Cada
algo más grand
que la vida le p

En este capí
espiritualidad s
religioso, pued
favor. Estamos
Puede sorprend
sorprendentes r
formas en que p
inevitables de la

ansiedad, depresión y enojo; menor presión arterial; y mejor calidad de vida de la gente con cáncer y enfermedad cardiaca.

Nadie sabe exactamente cómo afectan la fe, las creencias y la práctica espiritual a la salud. Algunos expertos atribuyen el efecto de curación a la esperanza, que ha mostrado ser beneficiosa para el sistema inmunológico. Otros relacionan la oración con la meditación, que disminuye la tensión muscular y la frecuencia cardiaca. Otros señalan las relaciones sociales, otro factor de curación que fomenta la asistencia regular a los servicios religiosos.

La investigación sobre la fe y la salud tiene también sus detractores. Los críticos señalan que los que son más religiosos tienen mayor probabilidad de tener buenos hábitos de salud, como menor uso de alcohol, cigarrillos y drogas. Claramente, hay más factores en el mantenimiento de la buena salud que sólo las creencias espirituales. Sin embargo, no pueden hacerse a un lado las contribuciones de la espiritualidad. Un editorial del *Journal of the American Medical Association* (JAMA) expresó, "La investigación de los factores religiosos sobre la salud es tan sofisticada como cualquier otra área de crecimiento en la epidemiología, y, dado el tópico, los hallazgos han sido sujetos a menudo a un mayor escrutinio".

Finalmente, ¿importa lo que muestra la investigación? No se puede adquirir la fe porque usted piense que contribuirá a un envejecimiento saludable. Y no es probable que la pierda si encuentra mañana que no ofrece beneficios para la salud. La fe se mantiene por sí misma.

Sin embargo, existe evidencia suficiente para sugerir que la fe puede ayudarlo a tener una vida más larga y más sana. Incluso si no prolonga su vida, puede reforzar la capacidad para enfrentar situaciones y, por lo tanto, mejorar la calidad de su vida. Si no fuera así, ¿por qué 72 de las 125 Escuelas de Medicina en Estados Unidos, incluyendo la Escuela de Medicina Mayo, tienen cursos sobre espiritualidad y curación? A mitad de la década de 1990, sólo tres Escuelas de Medicina ofrecían estos cursos.

Citando toda la evidencia en apoyo de los beneficios de la espiritualidad sobre la salud, *Annals of Internal Medicine* urgía a los médicos a respetar las necesidades espirituales de los que tratan, especialmente si esperaban obtener los mejores resultados del tratamiento que prescriben. La ciencia está empezando a validar lo que mucha gente ha conocido intuitivamente todo el tiempo: cuando se trata de un envejecimiento saludable, la fe funciona a su favor.

Ejercitar la memoria

Siempre me vanaglorié de tener buena memoria. De niña, en la escuela, parecía memorizar y retener los hechos y las cifras más fácilmente que muchas de mis compañeras. Pueden imaginarse cómo me preocupé cuando mi memoria empezó a declinar. Empecé a olvidar cosas, pequeñas cosas en su mayoría — compras en la tienda o el nombre de una persona que me acababan de presentar hace unos minutos. Algunos detalles de lo que acababa de leer o me habían dicho no se quedaba conmigo. U olvidaba lo que estaba haciendo antes que me interrumpieran. Las llaves del automóvil. Los anteojos. Cosas como ésas.

Compartí mis preocupaciones con amigas. "Bienvenida al club", dijeron. "Nos está pasando a todas". Pero yo estaba preocupada de que lo que estaba sucediéndome no era normal. Mi madre pasó sus años finales con demencia. Podría haber sido Alzheimer, pero entonces no se llamaba así.

Hablé con mi doctora, que afortunadamente tomó mis preocupaciones muy seriamente. Me hizo algunas pruebas y un examen físico y no encontró problemas médicos. No estoy tomando ningún medicamento que afecte la memoria. Me refirió entonces a una clínica que probó mi atención, mi memoria visual y la retención de la lectura. Examinaron qué tan bien podía recordar una lista de números, así como caras y nombres.

Mi puntuación fue buena, me dijeron. Tal vez había perdido un poco de capacidad de memoria a través de los años, pero mi memoria seguía siendo buena, y no tenía ningún tipo de demencia. Les dije que seguía preocupada por el cambio. Me explicaron que podemos mejorar nuestra memoria usando técnicas simples de asociación y repetición y mejorando nuestra concentración. Me dieron un libro de ejercicios para mejorar la memoria.

Creo que me ha ayudado. He encontrado que asociar un nombre a un objeto, por ejemplo, es particularmente útil. Sólo ser más consciente de cómo funciona la memoria me ayudó a aguzar la mía. Hago listas. Pongo las llaves y los anteojos en el mismo lugar cuando llego a casa. Estoy bien, gracias.

Ama de casa — Corpus Christi, Texas

Puntos para ponderar

- Un poco de olvido es una parte normal del envejecimiento, no un precursor de la enfermedad de Alzheimer.
- Los ejercicios de la memoria y la técnicas del recuerdo pueden mejorar su memoria.

viaje de la medianoche" de Paul Revere cuando era niño, es probable que pueda recordar por lo menos unas cuantas líneas del poema incluso ahora. La repetición ayudó a memorizarlo.

Los neurotransmisores y las neuronas desempeñan un papel en guardar sus recuerdos, aunque los investigadores no están seguros de cómo funciona el proceso. Lo que saben es que los neurotransmisores tienden a disminuir con la edad, por lo que es probable que la capacidad para recuperar la información sea más lenta que cuando era más joven.

Esto no significa que es inevitable que la memoria falle al avanzar la edad. Oh, seguramente olvidará en donde puso sus anteojos. Probablemente lo hizo cuando tenía 20 años también, pero entonces era más probable reirse porque no tenía ningún temor y no lo veía como un signo de envejecimiento.

Si olvida cosas, aquí hay algo que puede hacer para ayudar a la memoria:

Consejos para recordar. Aprenda de los días de antaño en que era forzado a confiar ciertos hechos a la memoria. Si es importante para usted recordar algo, entonces trabaje en ello. Aquí está cómo hacerlo:

- *Repetición.* Practique diciéndolo una y otra vez, y es probable que sea suyo para siempre.

- *Asociaciones.* Cree una historia, haga una rima o relacione la nueva información con algo que ya sabe, como las palabras a una canción. Esto ayudará a almacenar la información en su cerebro.

- *Desmenuzamiento.* Divida la información en pequeñas piezas y apréndalas una por una.

- *Visualización.* Cree una imagen en el cerebro que asocie con lo que está tratando de recordar. Cuando le presentan a una persona, recuerde su nombre pensando en una pista visual relacionada con esa persona. Además repita su nombre al estrechar sus manos.

Tenga presente que memorizar es un trabajo difícil. Puede querer ahorrar el esfuerzo para lo que es realmente importante. Para otra información, trate de tener listas o colocar recordatorios en lugares por donde pasa usted, como en el espejo del baño o en la puerta del refrigerador. Lleve un calendario. Haga un hábito de poner las cosas que usa regularmente, como los anteojos o las llaves del automóvil, en el mismo lugar, para que cada vez sepa en dónde está. Cuando estacione el automóvil, anote en qué pasillo está. Si no está marcado, cuente el número de pasillos desde cierto punto, como una puerta o una señal. Escríbalo si es necesario. O dígalo en voz alta. Si se estaciona en el segundo piso de un estacionamiento que no está marcado, piense en un día con dos partidos de beisbol o forme una V de la victoria con dos dedos. Esto lo ayudará a recordar.

Mente y materia

Si no tiene depresión o ansiedad, si no tiene enfermedad de Alzheimer o alguna otra forma de demencia, y si no ha sufrido una lesión cerebral, por un ataque cerebral o un accidente, puede mantener la memoria en forma cuidándose bien a usted mismo. Específicamente, usted puede hacer lo siguiente:

- *Coma bien.* Anteriormente en este capítulo, usted leyó respecto al potencial de la vitamina E para hacer más lenta la progresión de la enfermedad de Alzheimer. Puede ser que la vitamina E y otros antioxidantes (particularmente las vitaminas A y C), que ayudan a contrarrestar el daño a las células causado por la oxidación, puedan ayudar a la memoria en general. Ciertamente contribuyen a la buena salud, lo que es importante para mantener la mente funcionando al máximo. Por lo tanto, consuma vegetales. Y frutas. Y granos enteros. Mantenga el consumo de grasas saturadas a un mínimo. Si toma alcohol, hágalo con moderación.

- *Manténgase en movimiento.* La actividad física, como comer bien, contribuye a la salud en general. Además de contrarrestar la depresión, puede ayudar a disminuir la presión arterial y combatir el estrés, y todos ellos pueden afectar la mente. Seleccione actividades que disfruta y trate de practicar actividad física diaria ligera o moderadamente intensa durante 30 minutos. Puede dividirla en sesiones de 10 o 15 minutos y todavía cosecha los beneficios.

- *Maneje el estrés.* Cuando está bajo estrés, el cuerpo libera niveles elevados de la hormona del estrés cortisol. De acuerdo con un estudio de *Archives of General Psychiatry*, los niveles elevados de cortisol pueden interferir con la capacidad para recordar palabras, números telefónicos y otros detalles. No puede evitar los eventos estresantes, pero puede controlar la forma en que reacciona a ellos. Mantenga una actitud positiva. Si necesita ayuda, hable con amigos, únase a un grupo de apoyo o busque ayuda profesional.

- *Mantenga contactos sociales y siga siendo activo.* Lo más importante, mantenga activa la mente. Tome clases, aprenda una nueva habilidad o un idioma, tome clases de violín, juegue ajedrez, resuelva los crucigramas, lea un libro, ofrézcase de voluntario. Limite el tiempo viendo televisión. Rete a sus nietos a jugar *Scrabble*. Recuerde, una vida de aprendizaje es la clave para mantener su mente en forma.

Para mayor información, vea nuestra página y seleccione el *Food and Nutrition Center*. Ésta es nuestra dirección en Internet: *www.MayoClinic.com.*

El espíritu

- **Sea consciente del cuadro general.**
- **Usted es más que tejidos y sustancias químicas.**
- **Un sistema de creencias puede poner orden y propósito en los cambios de la vida.**

L a vida es cambio, y mientras más viva más cambios tiene probabilidad de encontrar. El cambio es un reto, incluso si piensa que el cambio es por algo mejor. Algunas veces el cambio lo reta profundamente, incluso sacudiendo sus raíces. La pérdida de un ser querido, la jubilación, cambiarse a una nueva comunidad o enfermarse pueden ser estos cambios.

¿Cómo enfrenta el cambio? ¿Qué le da fuerza en los tiempos difíciles? ¿Qué lo apoya y lo mantiene firme cuando siente que la tierra se está moviendo bajo sus pies?

Para mucha gente la respuesta está en su fe. Esa fe comprende no solamente una creencia en un poder más elevado y en un orden en el universo, sino también la conexión con otros. Esas conexiones mantienen a la gente estable cuando los vientos cambiantes de la vida amenazan con apartarlas del camino.

Hace mucho tiempo, los curadores entendían el vínculo entre lo espiritual de la gente y su bienestar general. La salud y el espíritu estaban inextricablemente relacionados. En muchas culturas, los sacerdotes y chamanes eran los curadores, y ellos llamaban a sus espíritus para restablecer su todo.

Sin embargo, al avanzar la ciencia en el siglo XIX y XX, las técnicas médicas modernas hicieron a un lado el papel de la fe en la curación. Y sin embargo, incluso los descubrimientos médicos milagrosos del último siglo no hicieron la fe a un lado del cuadro completamente. Piense en todos los centros médicos, como la Clínica Mayo, que fueron fundados como parte de una orden religiosa a través del siglo XX.

Desde sus primeros días, la Clínica Mayo se asoció con las Hermanas de San Francisco. La espiritualidad fue tan importante para los hermanos Mayo que incluso durante las dificultades económicas de la Gran Depresión, el Dr. William J. Mayo insistió en que la necesidad de dinero no debía ser mayor que la importancia de la espiritualidad.

"El mantenimiento del estado espiritual actual de la Clínica Mayo es de gran importancia", dijo el Dr. Mayo a los Profesores de la Escuela de Medicina. "No debemos permitir que el lado material invada nuestros ideales. ... Yo creo que el corazón de la Clínica ha sido más responsable de su utilidad extraordinaria para la gente y la confianza que la gente tiene que cualquier otro factor".

Con el resurgimiento de los aspectos espirituales en la última década, los que practican la medicina moderna están reconsiderando la conexión entre la fe y la curación. "Se está haciendo claro que la medicina y la religión están entrando en una nueva dinámica de respeto mutuo e investigación. Hay una convergencia — no una colisión — que determinará el futuro de la atención de la salud", dijo recientemente Virginia Harris, presidente del consejo de la entidad que publica el Monitor Cristiano de la Ciencia en una reunión de quienes practican la atención de la salud.

La fe es un factor en la salud y, por lo tanto, en el envejecimiento saludable. Cada vez más estudios están indicando que cuando cree en algo más grande que usted, se refuerza la capacidad para enfrentar lo que la vida le presente.

En este capítulo revisaremos los efectos potentes de la espiritualidad sobre el envejecimiento. Si usted no se considera religioso, puede verse tentado a saltar este capítulo. No lo haga, por favor. Estamos hablando del espíritu, no de una afiliación religiosa. Puede sorprenderse al conocer las diferentes y a menudo sorprendentes maneras en que la espiritualidad se expresa, y las formas en que puede ayudarlo a enfrentar las transiciones inevitables de la vida.

Nuevo interés en la espiritualidad

No necesita más que dar un vistazo en una librería o en revistas para saber que hay un resurgimiento de la espiritualidad. Por ejemplo, las encuestas muestran que más de 50% de estadounidenses rezan todos los días. Y más de 80 por ciento de 1,004 estadounidenses entrevistados hacia el final del siglo XX dijeron que creían en el poder de curación de la oración.

Para la mayoría de la gente, la espiritualidad o fe — creer en algo espiritual más grande que usted — contribuye a la buena salud. Estudio tras estudio muestran que la gente que asiste a servicios religiosos (la asistencia a los servicios es más fácil de medir y clasificar que las creencias de la gente) disfruta una mejor salud, vive más y se recupera más rápido de la enfermedad y con menos complicaciones. Tienden también a enfrentar mejor la enfermedad y presentan menos depresión.

Por ejemplo, un estudio encontró que la presión arterial de los adultos mayores que asistían a servicios religiosos por lo menos una vez por semana y rezaban o estudiaban la Biblia diariamente fue consistentemente menor que la presión arterial de los involucrados en actividades religiosas infrecuentes o ninguna actividad religiosa. Otro estudio encontró que mientras más religiosos eran los participantes, más rápidamente se recuperaron de la depresión, en comparación con los que fueron descritos como menos religiosos.

Entre los que están gravemente enfermos, muchos utilizan las creencias espirituales para enfrentar la enfermedad. De más de 850 estudios que han examinado la relación entre el involucramiento religioso y diversos aspectos de salud mental, más de dos tercios han encontrado que la gente se adapta al estrés mejor si son religiosos. En un estudio de 108 mujeres con cáncer de mama, 93 por ciento indicaron que sus creencias las ayudaron a mantener la esperanza.

Éstos son sólo algunos de los numerosos estudios que han intentado medir el efecto de las creencias religiosas sobre la enfermedad y la recuperación. Al revisar muchos de estos estudios, los investigadores de la Escuela de Medicina de la Universidad de Georgetown encontraron que por lo menos 80 por ciento de los estudios sugirieron que las creencias religiosas tienen un efecto beneficioso sobre la salud. Los investigadores concluyeron que los factores religiosos se asocian a aumento en la supervivencia; disminución del uso de alcohol, cigarrillos y drogas; disminución de la ansiedad, depresión y enojo; menor presión arterial; y mejor calidad de vida de la gente con cáncer y enfermedad cardiaca.

Nadie sabe exactamente cómo afectan la fe, las creencias y la práctica espiritual a la salud. Algunos expertos atribuyen el efecto de curación a la esperanza, que ha mostrado ser beneficiosa para el sistema inmunológico. Otros relacionan la oración con la meditación, que disminuye la tensión muscular y la frecuencia cardiaca. Otros señalan las relaciones sociales, otro factor de curación que fomenta la asistencia regular a los servicios religiosos.

La investigación sobre la fe y la salud tiene también sus detractores. Los críticos señalan que los que son más religiosos tienen mayor probabilidad de tener buenos hábitos de salud, como menor uso de alcohol, cigarrillos y drogas. Claramente, hay más factores en el mantenimiento de la buena salud que sólo las creencias espirituales. Sin embargo, no pueden hacerse a un lado las contribuciones de la espiritualidad. Un editorial del *Journal of the American Medical Association* (JAMA) expresó, "La investigación de los factores religiosos sobre la salud es tan sofisticada como cualquier otra área de crecimiento en la epidemiología, y, dado el tópico, los hallazgos han sido sujetos a menudo a un mayor escrutinio".

Finalmente, ¿importa lo que muestra la investigación? No se puede adquirir la fe porque usted piense que contribuirá a un envejecimiento saludable. Y no es probable que la pierda si encuentra mañana que no ofrece beneficios para la salud. La fe se mantiene por sí misma.

Sin embargo, existe evidencia suficiente para sugerir que la fe puede ayudarlo a tener una vida más larga y más sana. Incluso si no prolonga su vida, puede reforzar la capacidad para enfrentar situaciones y, por lo tanto, mejorar la calidad de su vida. Si no fuera así, ¿por qué 72 de las 125 Escuelas de Medicina en Estados Unidos, incluyendo la Escuela de Medicina Mayo, tienen cursos sobre espiritualidad y curación? A mitad de la década de 1990, sólo tres Escuelas de Medicina ofrecían estos cursos.

Citando toda la evidencia en apoyo de los beneficios de la espiritualidad sobre la salud, *Annals of Internal Medicine* urgía a los médicos a respetar las necesidades espirituales de los que tratan, especialmente si esperaban obtener los mejores resultados del tratamiento que prescriben. La ciencia está empezando a validar lo que mucha gente ha conocido intuitivamente todo el tiempo: cuando se trata de un envejecimiento saludable, la fe funciona a su favor.

Pero, ¿exactamente qué es espiritualidad?

Como se mencionó previamente, muchos de los estudios sobre religión y salud se han enfocado en la asistencia a los servicios religiosos. Por ejemplo, en un estudio publicado en *American Journal of Public Health*, más de 2,000 personas de 55 años de edad o más fueron seguidas durante 5 años. Los que reportaron asistencia regular (por lo menos semanalmente) a los servicios religiosos tuvieron menor probabilidad de morir en un periodo de 5 años que los que no asistían a los servicios. El estudio tomó en cuenta otras variables, como el estado de salud al inicio, los hábitos de salud y el apoyo social.

Pero la fe no está restringida a los que pertenecen a una tradición de fe organizada, y los efectos de la fe sobre la salud no están limitados a aumentar la longevidad. Tal vez es más importante el papel de la fe para mejorar la calidad de vida y aumentar su resistencia.

¿Y qué pasa si usted no es parte de una tradición organizada? Eso no quiere decir que no sea espiritual. La gente usa a menudo la palabra *espiritualidad* como sinónimo de religión, pero los términos no son iguales. La religión tiene que ver más con las prácticas y dictados de una institución. La espiritualidad es más personal e individual y comprende las relaciones con otros y con su Creador.

El Comité de la Espiritualidad en la Atención de la Salud de la Clínica Mayo ofrece la siguiente definición: "La espiritualidad es un proceso dinámico por el cual se descubre una sabiduría interna y vitalidad que dan significado y propósito a todos los eventos y relaciones de la vida".

De acuerdo a una escala clínicamente probada de bienestar espiritual, la espiritualidad puede incluir algunos o todos de los siguientes: creencia en un poder más grande que uno mismo, propósito en la vida, fe, confianza en la guía divina, oración, meditación, adoración en grupo, capacidad para perdonar, capacidad para encontrar significado en el sufrimiento y gratitud por la vida.

"La espiritualidad como proceso dinámico ayuda a los individuos a descubrir el significado y propósito de su vida, incluso en medio de una tragedia, crisis, estrés, enfermedad, dolor y sufrimiento personal", dice un reporte del Comité de la Espiritualidad en la Atención de la Salud de la Clínica Mayo. "Este proceso es una búsqueda interior. Esta búsqueda implica la apertura a los llamados del alma o espíritu, silencio, contemplación, meditación, oración, diálogo interior y/o discernimiento. La espiritualidad habilita a una persona a estar completamente involucrada en las experiencias de la vida desde el nacimiento hasta la muerte".

Estar involucrado completamente con la vida incluye estar conectado — con otros, con un poder superior, con la comunidad y con el mundo natural.

Su espiritualidad puede ser algo que no le pueden arrebatar. Estando preso en el campo de concentración de Auschwitz durante la Segunda Guerra Mundial, el psiquiatra Viktor Frankl encontró significado en el sufrimiento más extremo. Arrebatado de su familia, despojado de sus posesiones y sometido a la brutalidad, hambre y frío, descubrió que la espiritualidad le ayudó a él y a otros a levantarse por encima de sus circunstancias. En *La búsqueda del designio del hombre*, escribe:

> A pesar de todo el primitivismo físico y mental de la vida en un campo de concentración, era posible profundizar la vida espiritual. La gente sensible que estaba acostumbrada a una vida intelectual rica puede haber sufrido mucho dolor ..., pero el daño a su yo interno fue menor. Podían alejarse del ambiente terrible que los rodeaba a una vida de riqueza interior y libertad espiritual. Sólo en esta forma se puede explicar la aparente paradoja de que algunos prisioneros de contextura débil a menudo parecían sobrevivir más a la vida del campo de concentración que los que tenían una naturaleza robusta.

En la experiencia de Frankl, la fe mantenía a un prisionero; la pérdida lo condenaba. Frankl escribe, "Con la pérdida de la creencia en el futuro, también perdía su sostén espiritual; se permitía declinar y se sometía a un decaimiento mental y físico".

Frankl no está hablando de religión ni incluso de Dios específicamente. Está hablando de fe, una creencia en la existencia de un propósito último. Lo ayudó a él y a muchos otros prisioneros a sobrevivir Auschwitz, posiblemente la más devastadora y desmoralizadora de las experiencias, con sus espíritus intactos.

Siendo ése el caso, piense lo que la fe puede hacer por usted. Cuando se enfrenta con los mayores retos de la vida, como la muerte de un cónyuge, la pérdida de su trabajo (como en la jubilación), la incapacidad o la enfermedad, la espiritualidad puede mantenerlo y ayudarlo a curarse.

Tenga presente, sin embargo, que cicatrizar no significa curación. Más bien puede significar alcanzar la serenidad aceptándose a usted mismo como es, enfrentando lo que la vida le depara y viviendo la mejor vida que pueda a pesar de sus pérdidas. Algunas veces cicatrizar es del alma, no del cuerpo.

"Cuando llegamos al borde de la luz que conocemos y estamos a punto de entrar en la oscuridad de lo desconocido, la fe es saber que una de dos cosas sucederá", dice la escritora Barbara Winter. "Habrá algo sólido en donde sostenerse, o le enseñarán a volar".

Otros aspectos de la espiritualidad

Hemos visto cómo la capacidad de Viktor Frankl para encontrar significado en el sufrimiento lo ayudó a sostenerse en Auschwitz. Veamos algunos otros aspectos de la espiritualidad — incluyendo la esperanza, el perdón, la meditación, ayudar a otros, la gratitud, la relación social, y la oración y el ritual — que pueden ayudar a sostenerlo a través de los retos del envejecimiento.

Esperanza

"Debo observar de mala gana que dos causas, la brevedad del tiempo y la falla de la esperanza, teñirán siempre con una sombra más oscura el atardecer de la vida", escribió el historiador inglés Edward Gibbon en los años 1700. En otras palabras, hacia el final de nuestra vida, cuando nos queda poco tiempo, la pérdida de la esperanza nos puede robar la riqueza de nuestra vida.

La esperanza es tan antigua como el género humano. También la desesperación. La esperanza mitiga la oscuridad. ¿Podría sobrevivir, y mucho menos crecer, sin ella? La esperanza puede desempeñar un papel crucial en la calidad de la vida si está enfrentando una crisis, como el diagnóstico de una enfermedad crónica o la pérdida de un ser querido.

En *El poder de la esperanza: Lo esencial de la vida y del amor*, Rabbi Maurice Lamm escribe, "Pero sabemos ahora que la esperanza puede ... hacernos más capaces de manejar el estrés y los reveses de la vida diaria. Nos puede ayudar a superar crisis personales severas y enfrentar enfermedades graves. Puede incluso permitirnos incrementar la forma en que manejamos nuestro envejecimiento, y estar más satisfechos con la vida".

A pesar de toda la desesperación que la vida nos envía, escribe, la esperanza vence. Pero algunas veces se desvanece y necesita ser reencendida. "Regenerar nuestra esperanza requiere a menudo un esfuerzo explícito y consciente — especialmente cuando parece que se está alejando en el crepúsculo de nuestras vidas", escribe. "Hemos pasado toda nuestra vida en espera, y no debemos rendirnos fácilmente".

Perdón

Piense en alguien que lo ha ofendido. La ofensa puede ser un insulto leve (alguien que se le adelantó en la fila de la tienda) o algo sumamente doloroso (un conductor ebrio que dio muerte a un ser querido). ¿Qué siente cuando piensa en el ofensor?

Es probable que sienta rabia, hostilidad y deseos de venganza. La presión arterial puede estar subiendo, el corazón latiendo. Ahora que

Una sensación de pertenencia

Mi esposa murió de cáncer ovárico a los 41 años de edad. Nunca he sido sociable, lo que me hizo más difícil enfrentar la muerte de Juana, estoy seguro. Antes de cumplir los 50 años, decidí empezar de golpe mi vida y salir de mi temor.

Desde que tenía 5 años quería actuar en representaciones. Pero era demasiado tímido. En la secundaria, un amigo trató de obligarme a subir a un escenario para una audición, pero retiré mi brazo y corrí. Luego pasó el tiempo rápidamente con el trabajo, el matrimonio y los niños.

Vi un anuncio en el periódico de lecciones de actuación en el teatro de la comunidad. A mitad de las crujientes escaleras que me llevaban a la sala de audición, empecé a regresarme. No, me dije. Vas a hacer esto. Me forcé a seguir subiendo.

El insecto picó. Estudié mis partes. Leí *Un actor se prepara* y *La audición*. Fui a varias clases. No me había sentido tan bien en mucho tiempo. Dos semanas después de terminar las clases, el director que las impartió me pidió actuar como uno de los sirvientes en *El avaro* de Molière. No mucho tiempo después, a los 52 años, actué en *Scrooge*.

Una canción de navidad personificó todo lo que amo del teatro. Tuvimos un reparto grande de todas las edades y experiencias. Jóvenes y viejos mezclados sin las barreras que algunas veces separan las edades. Tras bambalinas, los niños de Cratchit y los bribonzuelos de la calle huyeron, algunas veces importunando al viejo Ebenezer y simulando estar atemorizados de mí. Marley nos aburrió a todos con su obsesión por los detalles de la historia del ferrocarril. Los adolescentes ha llenado la mente y el cuerpo con estos pensamientos y sentimientos, podría necesitar un tiempo para poder concentrarse en otra cosa. Ha entregado usted su serenidad y bienestar a la persona que lo ofendió o al evento. ¿Se siente bien estar en ese estado?

Los expertos en la conexión mente-cuerpo creen que albergar sentimientos de venganza y dolor hacia alguien que lo ha ofendido pone el cuerpo bajo estrés. De hecho, diversos estudios han mostrado los efectos perjudiciales de la hostilidad sobre el corazón. Otros estudios indican que mantener el enojo puede aumentar el riesgo de desarrollar presión arterial alta, así como dañar la salud emocional. ¿Por lo tanto, qué hace usted? Trata de perdonar.

---

del reparto flirtearon. La posición en la sociedad era irrelevante. La presidente corporativa estaba contenta de ser parte de nuestro grupo feliz.

Fezziwig, el Sr. y la Sra. Cratchit, Los Caballeros Gorditos y el resto de los viejos hicimos nuevos amigos y nos reímos más que en mucho tiempo. Actores o no actores, no importaba. Éramos una familia, creando alegría para otros. Cuando atravesamos la puerta detrás de las bambalinas para el ensayo y sacudimos la nieve de nuestras botas, los problemas del día se derritieron. Todos compartimos un tremendo humor y energía. Qué emoción.

Afuera está el gran mundo. Algunas veces nuestro pequeño mundo del teatro refleja el gran mundo, por lo que podemos entenderlo mejor. La ironía de la transformación de Scrooge y su similitud conmigo no se me escaparon. Cuando estoy en una obra, estoy viviendo el momento. Es una sensación de estar vivo, de pertenencia y, sí, de amor. Shakespeare tenía razón: "Todo el mundo es un escenario, y nosotros somos los actores".

Actor aficionado — Northampton, Mass.

Puntos para ponderar

- Hacer algo creativo con otros puede dar energía y levantar la espiritualidad.
- Confíe en sus instintos y persiga sus sueños.
- Sólo se tiene una oportunidad. Esté dispuesto a correr riesgos.

Perdonar a alguien que lo ha ofendido podría ser una de las cosas más difíciles que haga. Primero necesita entender lo que no es perdonar. No es olvidar, negar, condonar o excusar. Es arrojar la carga de la rabia y el resentimiento y renunciar a la venganza. Es rehusar a dejar que los sentimientos de dolor lo consuman. Es darse cuenta que el perdón es un proceso de toda la vida que probablemente necesitará visitar muchas veces durante la vida. Pero incluso si ha estado llevando un rencor un largo tiempo, nunca es demasiado tarde para perdonar.

Los investigadores de la Universidad de Wisconsin han estado estudiando el perdón durante más de una década. Han desarrollado un modelo de perdón que implica cuatro fases:

Primero reconoce el dolor.

En seguida reconoce que algo tiene que cambiar si quiere cicatrizar. Usted considera la posibilidad de perdonar, luego se compromete a perdonar.

Después viene la fase de trabajo, la parte realmente difícil. Trata de encontrar una nueva forma de pensar respecto a la persona que lo ofendió y aprende a aceptar el dolor de la experiencia. Al hacer esto, puede desarrollar empatía y posiblemente incluso compasión por la persona que lo ofendió.

En la última fase empieza a darse cuenta que está obteniendo alivio emocional y posiblemente espiritual del proceso de perdonar.

El proceso puede o no llevar a la reconciliación con el que lo ofendió. Pero el perdón disminuye el dolor, lo ayuda a seguir adelante y puede añadir un sentido más profundo a la vida.

Meditación

Si hay algo que los estudios médicos de la conexión mente-cuerpo han determinado, es que la meditación puede ser beneficiosa para la salud. Sus efectos incluyen disminución de la frecuencia cardiaca, la presión arterial y el colesterol, control del estrés, y reducción de la ansiedad y el dolor crónico.

Si meditar evoca imágenes de retorcersse como un *pretzel* y cantar palabras no familiares, debería saber que la meditación adopta muchas formas. Casi todos los sistemas de creencias adoptan la meditación.

Meditar es realmente muy simple y directo. Puede ser religioso, pero no tiene que serlo. Algunas personas meditan para estar más cerca del poder más alto. Otros lo hacen para relajarse y despejar la mente. Cualquiera que sea la motivación, la meditación puede ser buena para usted.

Dos elementos son necesarios para meditar: algo en qué concentrarse, como su respiración o la repetición de una palabra, pensamiento, sonido u oración, y la capacidad para regresar suavemente a su concentración cuando otros pensamientos tratan de introducirse, que definitivamente lo harán.

¿Quiere intentarlo? Encuentre un lugar tranquilo en donde no sea interrumpido. Adopte una posición cómoda. Siéntese en una silla o en un cojín en el piso. Puede incluso acostarse boca arriba. Pero no esté demasiado cómodo porque no quiere quedarse dormido. Decida cuánto tiempo quiere meditar y apéguese al tiempo, incluso si se siente aburrido o inquieto. Puede empezar con 5 o 10 minutos. Tenga un reloj cerca y véalo de tiempo en tiempo. No ponga la alarma porque el sonido sería discordante.

Seleccione algo en qué concentrarse. Puede ser su respiración, o puede escoger una oración, palabra o frase que repita una y otra vez. O puede contar hasta cuatro una y otra vez, cronometrando la cuenta con su respiración (dos cuentas por cada inspiración, dos cuentas por cada espiración). Cualquiera que escoja, esté preparado para seguir con éste durante varias semanas antes de intentar algo diferente.

La parte difícil de la meditación es que requiere dedicación y práctica. Hágala diariamente, aunque sea sólo 5 minutos. Hágala incluso si siente que está perdiendo el tiempo. No se preocupe si no puede calmar la mente. No lo está haciendo mal. Pero siga regresando a la concentración cada vez que la mente divaga.

Trate de ser paciente y no espere resultados importantes. Si sigue practicando, probablemente descubra la capacidad para tranquilizarse en situaciones estresantes. Puede ser más capaz de borrar los pequeñas molestias de la vida, como esperar en filas largas. Finalmente, la práctica puede producir mejoría de la salud, como disminuir la presión arterial.

Si cree que no puede meditar, está equivocado. "Pensar que no puede meditar es un poco como pensar que no puede respirar, concentrarse o relajarse", escribe Jon Kabat-Zinn, PhD., uno de los pioneros del uso de la meditación para mejorar la salud. "Casi todos pueden respirar fácilmente. Y en las circunstancias adecuadas, casi todos pueden concentrarse y todos pueden relajarse".

Ayudar a otros

Con raras excepciones, todos quieren sentirse productivos. ¿Qué lo haría sentir más viejo que sentirse inútil? Por lo tanto, ¿qué es lo que usted hace cuando está listo para dejar su trabajo, o cuando lo sorprende una jubilación temprana, especialmente si usted deriva gran parte de su identidad y sentimientos de productividad de su trabajo?

Una forma es ofrecerse de voluntario. Casi 14 millones de personas mayores de 65 años de edad son mentores, consejeros, maestros de lectura, defensores de víctimas de crímenes, auxiliares en la escuela y en la biblioteca, conductores de agencias de servicio social, auxiliares en los hospitales y asilos, y proveedores de cuidados para la gente que está confinada a la casa.

Dando su tiempo y talento a una causa noble puede ofrecerle diversos beneficios. Además de hacerlo sentir productivo, puede reforzar su autoestima, ayudarlo a desarrollar nuevas habilidades y hacerlo sentir más conectado con su comunidad. Algunos estudios sugieren incluso que ofrecerse de voluntario puede reforzar la salud y ayudarlo a vivir más. Nunca sabe qué puertas pueden abrirse como resultado del ofrecimiento de sí mismo.

En el estudio previamente mencionado de *American Journal of Public Health*, que mostró que la gente que asiste a servicios religiosos semanalmente tiende a vivir más que los que no lo hacen, ofrecerse de voluntario aumentó las probabilidades de una vida todavía más larga.

Si quisiera ofrecerse de voluntario pero no sabe en dónde empezar, hable con alguien en su sitio de oración o en un hospital, cárcel, escuela o comunidad local. Si tiene pasión por una causa en particular, como ser mentor de la juventud o ayudar a la gente que no puede leer o escribir, busque las organizaciones locales o nacionales que proporcionan el tipo de servicios en que usted quisiera participar. O contacte organizaciones caritativas para información.

Gratitud

Es tan fácil dar por sentado lo que está bien y concentrarse en lo que está mal. Eso es especialmente cierto si tiene una enfermedad crónica o incapacidad o alguna otra circunstancia potencialmente abrumadora. Pero concentrarse en lo que está mal puede exprimir la última gota de alegría de la vida.

Todos tenemos algo por lo que estamos agradecidos. La mayoría de la gente tiene muchas razones para la gratitud. Si usted hace un hábito de notar y agradecer, su actitud finalmente brillará, y la vida parecerá mejor.

Intente esto: todas las noches antes de acostarse, piense en cinco cosas que sucedieron ese día de las que está agradecido. Pueden ser tan sencillas como una puesta de sol hermosa o tan profundas como la recuperación del cáncer. Dé gracias al Creador, al universo o a alguien que hizo su vida un poco mejor.

El Hermano David Steindl-Rast, autor de *Gratitud: El corazón de la oración*, escribe: "Al expresar mi gratitud me doy cuenta más profundamente de ella. Y mientras más consciente soy, más es mi necesidad de expresarla. Lo que pasa aquí es un ascenso en espiral, un proceso de crecimiento en círculos siempre crecientes alrededor de un centro estable".

Conexión social

Posiblemente una de las razones por las que asistir a los servicios religiosos es tan saludable es que proporciona a los que asisten una red social. Diversos estudios han mostrado que pertenecer a una fuerte red social puede aumentar la longevidad y que tener el apoyo de otros puede protegerlo de los efectos destructivos del estrés y reforzar su sistema inmunológico. En palabras de Bette Midler, "Debe usted tener amigos".

La investigación indica que la gente que no tiene una red social está bajo más estrés y vive menos que la que tiene vínculos sociales. De hecho, las probabilidades de enfermarse y morir prematuramente son el doble que las de la gente que tiene ayuda de sus amigos. Los amigos y familiares que ofrecen su hombro para que llore lo ayudan a enfrentar los problemas y evitar la depresión. Y tener gente que se preocupa por usted puede motivarlo para cuidarse más.

La red social no tiene que ser grande. Lo que importa no es cuántos amigos tiene, sino la calidad de sus relaciones con ellos. Si usted da más de lo que recibe, las relaciones pueden desgastar más que nutrir. Usted necesita por lo menos una persona que lo nutra, tanto como usted la nutre a ella.

Si tiene buenas relaciones, haga un esfuerzo por alimentarlas. Manténgase en contacto. Deje que sus amigos sepan que usted piensa en ellos enviándoles una tarjeta o un correo electrónico o llamándolos por teléfono. Considere reconciliarse con aquellos con los que ha tenido una diferencia. Dígales que lo siente y perdone. Haga nuevos amigos acercándose a otros. Invítelos a un café o a comer. Que sepan que usted quiere conocerlos mejor.

Si se encuentra solo y desconectado, no se desespere. Hay formas de llegar a otros. Intente alguna de estas maneras:

Verifique en su centro de personas de edad avanzada. Es un buen lugar para encontrar compañía, así como alimento y actividades. Si el transporte es un problema, pregunte si el centro proporciona un servicio de autobús, o vea si su comunidad ofrece servicio de transporte para los de la tercera edad.

Sea activo en su comunidad de fe. Asista a los servicios, participe en los programas, tome clases, ofrézcase de voluntario para guiar una discusión de grupo en la cual comparte usted la experiencia que desarrolló en su vida, su carrera o sus pasatiempos.

Tome clases. La universidad local podría ofrecer algo que siempre ha querido usted aprender. Pero no se limite. Puede encontrar cursos en lugares inesperados, como en un jardín público, museo o biblioteca, o en Internet.

Únase a una clase de ejercicio o grupo de caminata. Mejorará la salud en más de una forma.

Vea si hay un lugar que siempre quiso explorar y haga planes para visitarlo.

Únase a un grupo de apoyo. Si tiene una enfermedad crónica o ha sufrido una pérdida, es probable que haya un grupo de apoyo para usted. En estos sitios puede compartir sus sentimientos con otros que están pasando por experiencias similares. Además de ofrecer apoyo emocional, los grupos proporcionan información y no lo dejan sentirse socialmente aislado. Para encontrar un grupo adecuado, pregunte a los profesionales de la salud, hospitales, su sitio de oración o una organización, como la Sociedad Estadounidense de Cáncer, la Asociación Estadounidense del Corazón o la Fundación para la Artritis, que se especializa en los problemas que usted está enfrentando.

Oración y ritual

La expresión "No hay ateos en las trincheras" nos recuerda que, en tiempos de crisis, la mayoría de la gente pide ayuda. La oración trae alivio, lo ayuda a formar una conexión con un poder más alto, le da una manera para expresar la gratitud y lo sostiene a través de los tiempos difíciles.

La oración tiene tal poder que algunos estudios han mostrado que la oración de intercesión, en la que unos extraños oran por alguien que está enfermo, puede ayudar a curarlo. Muchas comunidades de fe ofrecen oraciones por los que están enfermos. Sin embargo, se requieren más estudios antes de poder tener conclusiones reales respecto a la oración de intercesión.

El ritual ayuda a poner orden en su mundo. "A través de los rituales", escribe Rabbi Debra Orenstein, "creamos estructuras que proporcionan un elemento de predecibilidad y, por lo tanto, seguridad en los tiempos de inseguridad, transición y/o pérdida".

Incluso si usted no se da cuenta, tiene rituales en su vida. Un ritual anual podría ser algo tan básico como comprar a sus nietos zapatos nuevos antes de entrar a la escuela. Piense en lo que eso hace por usted y por ellos. Además de traer una sensación de seguridad a lo que a menudo es un mundo caótico, los rituales pueden fortalecer los vínculos con la familia, amigos o comunidad.

La oración y el ritual pueden ayudarlo a enfrentar las pérdidas y a mantenerlo centrado cuando el piso parece estarse moviendo debajo de usted. Por eso la mayoría de tradiciones de la fe han establecido rituales para la mayoría de transiciones difíciles de la vida, como la muerte de un ser querido. Para otros tiempos, como el divorcio, completar la menopausia o saber que tiene una enfermedad crónica, puede no haber rituales establecidos en su tradición. Pero eso no significa que no puede crear el suyo. Igual que puede rezar leyendo en un libro o hablando desde su corazón, puede seguir rituales establecidos o hacer su propio ritual para cualquier transición en la vida.

Cualquiera que sea su expresión espiritual, sea conexión con la naturaleza o conexión con su comunidad de fe, sea rezar, meditar o beber en la puesta del sol todos los días, ésta puede nutrirlo. Su espíritu puede aumentar la resistencia y ayudarlo a enfrentar los cambios de la vida, proporcionar un mejor sentido de usted mismo, ayudarlo a escoger la fe sobre la desesperación en los tiempos más oscuros, y proporcionar un sentido de orden y estabilidad durante los periodos de caos y crisis.

De su propia jornada espiritual, Anne Lamott escribe en *Viajes de gracia: Algunos pensamientos sobre la fe:*

Mi llegada a la fe no empezó con un salto sino más bien con una serie de bamboleos de lo que parecía ser un lugar seguro a otro. Como las hojas de lirio acuático, redondas y verdes, estos lugares me llamaron, y me sostuvieron luego mientras crecía. Cada uno me preparó para la siguiente hoja en la que caería, y en esta forma pasé a través del pantano de duda y temor. ... Cada paso me llevó más cerca de a la hoja verde de la fe en la cual en alguna forma me mantengo a flote hoy.

Capítulo 5

El cuidado de la salud

- **No dé nada por sentado cuando se trata de la salud.**
- **Tenga cuidado al seleccionar al prestador de servicios.**
- **Los exámenes médicos regulares son esenciales.**
- **Prepare instrucciones anticipadas, y hágalas saber a sus seres queridos.**

Independientemente de la edad, es importante vigilar de cerca la salud y detectar los problemas tempranamente, cuando el tratamiento tiene más éxito. Pero mientras más avanzada sea la edad, más importante se vuelve esto. Al avanzar en edad, el cuerpo cambia. Los problemas físicos que encuentra pueden ser muy diferentes — y más variados — que en los años pasados. Casi 9 de cada 10 personas de 65 años de edad o más tienen por lo menos una enfermedad crónica, como artritis, enfermedad cardiaca o diabetes. Y casi una de cada tres personas mayores de 65 años tienen por lo menos tres de estas enfermedades.

Como adulto de edad avanzada tiene más propensión a presentar reacciones a los medicamentos y a interacciones medicamentosas adversas porque la química del cuerpo cambia. Incluso los medicamentos que se pueden obtener sin receta que usted tomaba sin ningún problema pueden producir ahora efectos secundarios sorprendentes.

Además, los síntomas — si es que se manifiestan — pueden ser difíciles de detectar y pueden tener mayores consecuencias si no se tratan. Por ejemplo, podría tener un ataque cardiaco leve sin darse cuenta. Esto se debe a que puede presentar poco o ningún dolor en el pecho, que habitualmente lo alertaría al problema.

Además, el camino a la recuperación es a menudo mucho más prolongado que en el pasado. Esto se debe en parte a que cuando tiene más edad presenta típicamente alguna declinación en la función de los órganos, lo que significa que el cuerpo puede no trabajar tan eficientemente como lo hacía para su curación. No se recupera tan rápidamente como en el pasado.

Sin embargo, la edad avanzada puede ser el mejor tiempo de su vida — un tiempo en que puede estar libre de la rutina diaria — capaz de pasar más tiempo con la familia y amigos para perseguir lo que le interesa. Pero para obtener lo mejor de estos años y disfrutar la vida al máximo, necesita vigilar de cerca su salud. Esto empieza asegurándose que tiene el mejor médico que puede encontrar — uno adecuado para sus necesidades únicas.

Qué buscar en un médico

Si no tiene un médico principal, a menudo llamado médico de atención primaria, ahora es el tiempo de encontrarlo. Éste es el médico que le ayuda a tomar la mayoría de las decisiones médicas y que vigila los cuidados que tiene de los especialistas. Si espera hasta estar enfermo y con prisa de aliviarse, puede forzarse a dejar decisiones serias sobre el tratamiento a un médico que no conoce y que no lo conoce a usted. Esa clase de incertidumbre puede agravar las cosas. Cuando usted está enfermo no es el tiempo de buscar en las Páginas Amarillas a un médico.

Probablemente quiere escoger uno de tres tipos de médicos como su médico principal — un médico familiar, un internista o un geriatra. Un médico familiar proporciona cuidados de la salud para la gente de todas las edades. Un internista trata adultos y puede haber tenido entrenamiento adicional en una especialidad como enfermedades cardiacas. Un geriatra está entrenado en práctica familiar o medicina interna, y ha tenido entrenamiento adicional para tratar adultos de edad avanzada.

Para recibir la licencia para ejercer la medicina, todos los médicos deben graduarse de una escuela de medicina acreditada y pasar por lo menos un año de entrenamiento. Ése es el mínimo. Pero para su cuidado, usted necesita un médico especialmente entrenado y con experiencia en adultos — un médico que ha completado trabajo más allá del mínimo. Este trabajo adicional es generalmente llamado residencia, e implica dos a seis años de entrenamiento supervisado. Este entrenamiento adicional hace que un médico sea elegible para la certificación por el consejo de una determinada especialidad médica. Después, el médico debe pasar el examen de certificación. Los médicos familiares, internistas y geriatras han pasado por este entrenamiento adicional.

Antes de empezar a buscar un médico, piense lo que usted más quiere en un médico. Haga una lista, identificando lo esencial y otras características que serían buenas pero que no son absolutamente necesarias.

Al principio de la lista, ponga estas tres cosas esenciales:

- Confianza

- Facilidad para comunicarse

- Disponibilidad

Usted necesita confiar en las recomendaciones del médico respecto a los cuidados de la salud. Usted necesita un médico que tenga tiempo para escuchar sus preocupaciones y que pueda hablar con usted en palabras fáciles de entender. Quiere un médico que no tenga demasiada prisa para explicar el término médico de su diagnóstico o para ayudarlo a comprender por qué necesita ciertas pruebas. Si no puede confiar en el médico o entenderle, probablemente no siga las recomendaciones con la misma seriedad con que necesita hacerlo. Y su salud puede sufrir.

Asegúrese que el médico es fácilmente accesible. Algunos programas de seguros médicos pueden tratar de asignarle un médico que practica en otra población. Encuentre un médico lo más cercano posible. Tendrá más facilidad de ver al médico cuando lo necesita si el consultorio está cerca.

Al seguir con su lista, piense en otros médicos que ha consultado. Considere lo que le gustó y lo que no le gustó de ellos. Tal vez le gustaron los médicos que se involucraban amistosa y emocionalmente en su cuidado y no le gustaban los médicos que eran demasiado serios y autoritarios.

Si es una mujer, puede preferir una doctora. Si es hombre, puede preferir un doctor. Si tiene un problema crónico de salud, como diabetes, podría querer un médico que tenga una subespecialidad en esta área.

Aquí hay unas cuantas preguntas a considerar cuando amplía su lista:

- ¿Quiere un médico que trabaja solo o en un grupo?

- ¿Qué tan lejos está el consultorio de su casa?

- ¿Acepta el médico el seguro que usted tenga?
- ¿Puede el médico ingresar pacientes en el hospital que usted prefiere?
- ¿Es el médico parte de una organización de administración de la salud (HMO)? ¿Si es así, qué restricciones implica esto?

Cómo encontrar un médico

Una vez que tiene una idea respecto a qué clase de médico quiere, identifique varios candidatos. Si está en un plan de seguro médico, puede estar limitado a los médicos de la lista de la compañía de seguros. Si es así, llame al asegurador para confirmar que tiene la lista más actualizada.

Reduzca la lista

La mejor forma de encontrar un médico es a través de amigos de confianza. Por lo tanto, pida consejo a sus amigos, familiares, compañeros de trabajo y otros proveedores de atención de la salud. Asegúrese de preguntar lo que les gusta del médico así como cualquier problema que hayan notado. Esto puede ayudarlo a concentrarse en médicos seleccionados.

Llame al consultorio del médico

Una vez que ha seleccionado dos o tres médicos, llame al consultorio. Diga a la recepcionista que está buscando un médico y que quisiera hablar con alguien que pueda contestar algunas preguntas respecto al médico y los procedimientos del consultorio. Tome nota de la manera en que los asistentes le contestan, porque si selecciona este médico, va a trabajar con estas personas. ¿Son corteses y atentos, o parecen bruscos y molestos por su llamada?

Un buen lugar para empezar es saber si el médico acepta nuevos pacientes. En seguida pregunte si el médico acepta su plan de seguro médico.

Aquí están unas preguntas que podría considerar formular:

- ¿Cuál es el campo especial de práctica del médico?
- ¿Trata muchos pacientes mayores?
- ¿Cuáles son las horas del consultorio?

- ¿Cuántos días a la semana ve pacientes?
- ¿Es posible tener citas tarde o en el fin de semana?
- ¿Si llamo al consultorio con una pregunta médica, puedo hablar con el médico?
- ¿Cómo se las arregla el médico para contestar preguntas médicas después de las horas de trabajo?
- ¿Con cuánta anticipación se debe hacer una cita? (Si es más de un mes, probablemente el médico está sobrecargado. Es posible que quiera buscar en otra parte.)
- ¿Cuánto tiene que esperar generalmente en el consultorio? (Piense en una espera menor de 20 minutos.)
- ¿Qué tan dispuesto está el médico a referir a los pacientes a un especialista?
- ¿Cuánto tiempo podrá ver al médico en la consulta? (Algunas HMO restringen el tiempo total a menos de 30 minutos.)

Verifique las credenciales

Antes de invertir tiempo y dinero para visitar al médico, haga una llamada telefónica o vea un sitio en Internet para confirmar las credenciales del médico. Si el médico está certificado por el consejo de una especialidad, como medicina familiar, medicina interna o geriatría, puede confirmarlo verificando con el consejo de la especialidad.

Para determinar si se ha tomado alguna acción disciplinaria o pende alguna contra el médico, llame al consejo estatal de licencias médicas (o a la CONAMED, en México). Para obtener el número, vea en las listas del gobierno del estado en su directorio telefónico o llame a asistencia de directorio. Sin embargo, tenga presente que incluso los mejores médicos tienen ocasionalmente problemas legales. Por lo tanto, no deje que éste sea el único factor en su decisión.

Visite el consultorio del médico

Después de decidir cuál médico prefiere, haga una cita. Probablemente tenga que pagar la consulta, incluso si todo lo que quiere hacer es conocer al médico. Con eso presente, podría programar un examen médico. Diga al asistente que lo programa que es su primera consulta y que quisiera un poco de tiempo adicional para hablar con el médico.

Si se practica un examen médico, siga las recomendaciones de la sección "Cómo prepararse para el examen médico" en la página 102.

Como hizo con la llamada telefónica inicial al consultorio del médico, cuando llegue a la cita, ponga atención en cómo lo trata el personal del consultorio. También anote cuánto tuvo que esperar. Si son más de 20 minutos, pregunte por la razón de la tardanza. El personal del consultorio puede haber pasado por alto su nombre en la lista. O tal vez el médico está retrasado en el hospital, y puede usted mejor hacer otra cita.

Cuando conozca al médico, siéntase libre de preguntar respecto a:

- Su preparación médica

- ¿Por qué escogió practicar en un determinado campo de la medicina?

- ¿Trata a muchas personas de su grupo de edad y con su problema particular (si tiene alguno)?

Confíe en su instinto

Si no se siente compatible con el médico, intente el siguiente de su lista. Tiene más probabilidades de seguir las recomendaciones de un médico con el que se siente a gusto. Los médicos lo saben. Por lo tanto, no crea que se van a molestar. Concéntrese en sus necesidades.

Especialistas que puede necesitar

¿Cómo sabe cuándo necesita a un especialista o a otro proveedor de cuidados de la salud, como un fisioterapeuta, un médico de extensión o una enfermera? Generalmente el médico principal (de cabecera) lo referirá a un especialista cuando tiene un problema que lo justifica. Si está preocupado porque tiene problemas médicos que no son tratados adecuadamente por el médico de cabecera, podría querer ver a un especialista cuyo entrenamiento y experiencia coinciden con el problema.

El conocimiento de las enfermedades y el tratamiento están avanzando tan rápido que han surgido las especialidades y subespecialidades para ayudar a manejar esta información. Un médico familiar o un internista, por ejemplo, no pueden estar al día en todos los avances de cada área de los cuidados de la salud de la cabeza a los pies. Los especialistas se necesitan algunas veces para practicar muchas de las diferentes pruebas diagnósticas y para interpretar los datos. Usted y su médico de cabecera encontrarán tranquilizante tener tantas fuentes de ayuda especializada para cualquier problema complejo de cuidados de la salud que pueda encontrar por delante. Si usted visita un especialista, pida que envíe los registros del diagnóstico y tratamiento a su médico de cabecera, que necesita mantener el seguimiento de los cuidados globales de su salud. Pida una copia de los registros para usted. Además, la siguiente vez que vea al médico de cabecera, asegúrese de darle un reporte de lo que el especialista hizo por usted.

Especialistas

Aquí está una lista breve de los especialistas que podría necesitar al avanzar la edad, así como los sistemas, enfermedades, trastornos y tratamientos con los que pueden ayudarlo:

Alergólogo, inmunólogo. Alergias, como fiebre del heno y picaduras de insectos, así como asma y enfermedades del sistema inmunológico.

Audiólogo. Audición.

Cardiólogo. Enfermedades del corazón, vasos sanguíneos y circulación.

Dermatólogo. Enfermedades de la piel, que son frecuentes en las personas de edad avanzada y pueden ser mortales.

Endocrinólogo. Problemas con las glándulas, que controlan el sistema de hormonas del cuerpo, incluyendo la hipófisis, tiroides, suprarrenales, ovarios y células del páncreas que producen insulina. Podría ver también a uno de estos especialistas para el cuidado de la diabetes.

Gastroenterólogo. Enfermedades digestivas que afectan el esófago, estómago, colon, hígado y páncreas.

Geriatra. Envejecimiento y enfermedades de adultos de edad avanzada.

Ginecólogo. Órganos y enfermedades de la mujer.

Hematólogo. Enfermedades de la sangre, incluyendo anemia, leucemia y linfoma.

Nefrólogo. Problemas del riñón.

Neurólogo. Enfermedades del sistema nervioso, que incluyen el cerebro, médula espinal y nervios.

Ortopedista. Trastornos que afectan los huesos, articulaciones, músculos, ligamentos y tendones.

Oncólogo. Cáncer

Especialista en medicina física y rehabilitación (fisiatra).
Rehabilitación, especialmente a través de ejercicios terapéuticos y
técnicas como calor, frío, estimulación eléctrica y biorretroinformación.
Psiquiatra, psicólogo. Trastornos mentales. Un psiquiatra (un
médico) puede diagnosticar trastornos médicos y enfermedades, y
puede prescribir medicamentos. Un psicólogo se especializa en
valoración psicológica y terapia de consejo.
Neumólogo. Enfermedades relacionadas con la respiración, como
asma o enfisema, que afectan principalmente los pulmones y los
conductos bronquiales. Podría también ver a uno de estos
especialistas para trastornos del sueño, como la apnea del sueño y
los ronquidos.

Preguntas antes de la cirugía

Si el médico de cabecera o un cirujano le recomiendan cirugía, usted
querrá formular varias preguntas:
   ¿Qué hace durante la operación? Pida una clara descripción de
la operación. Si es necesario tal vez podría pedir al médico hacer
un dibujo para ayudar a explicar exactamente lo que implica la
cirugía.
   ¿Hay alternativas a la cirugía? Algunas veces la cirugía es la
única forma de corregir el problema. Pero una opción podría ser
una espera vigilante, para ver si el problema mejora o se agrava.
   ¿Cómo ayudará la cirugía? Un reemplazo de cadera, por
ejemplo, puede significar que usted vuelva a caminar cómodamente
de nuevo. ¿En qué grado ayudará la cirugía y cuánto durarán los
beneficios? Usted querrá expectativas realistas. Si la cirugía lo
ayuda sólo unos pocos años antes que necesite una segunda cirugía,
querrá saberlo.
   ¿Cuáles son los riesgos? Todas las operaciones tienen algún riesgo.
Pondere los beneficios y los riesgos. Pregunte también los efectos
secundarios de la operación, como el grado de dolor que puede
esperar y cuánto durará el dolor.
   ¿Qué clase de experiencia ha tenido con esta cirugía? ¿Cuántas
veces ha practicado el médico esta cirugía, y qué porcentaje de
pacientes tuvieron resultados exitosos? Para reducir los riesgos, usted
quiere a un médico con entrenamiento integral en la cirugía y que
tiene mucha experiencia haciéndola.

Reumatólogo. Problemas de las articulaciones, músculos y tejidos conectivos, que incluyen la artritis. Podría ver también a este especialista por problemas inmunes como el lupus.

Otros proveedores de los cuidados de la salud

Enfermera. Si está en el hospital, probablemente vea enfermeras más frecuentemente que médicos porque las enfermeras proporcionan la mayoría de los cuidados. Las enfermeras observan los síntomas y escuchan a usted describirlos, ayudan a llevar el plan de tratamiento y valoran los resultados.

Terapeuta ocupacional. Si usted está lesionado o incapacitado, un terapeuta ocupacional lo ayuda a recuperar su capacidad para llevar

¿En dónde se practicará la cirugía? Muchas cirugías actualmente se practican en forma ambulatoria. Usted va a un hospital o a una clínica para la cirugía y regresa a casa el mismo día.

¿Lo anestesiarán para la cirugía? La cirugía puede requerir sólo anestesia local, lo que significa que sólo parte del cuerpo se adormece durante un corto tiempo. La anestesia general lo pone a dormir.

¿Cuánto tiempo tardará la recuperación? Usted querrá saber cuándo la mayoría de la gente puede reanudar sus actividades normales, como las tareas de la casa y regresar al trabajo. Puede pensar que no habría problema en levantar un saco de comestibles después de una semana o dos. Pero podría haberlo. Siga las recomendaciones del médico lo más cuidadosamente posible. Se basan en la observación de lo que ha pasado a otros pacientes que han tenido la misma cirugía.

¿Cuánto me costará? La cobertura del seguro varía. Puede ser que no tenga que pagar nada. Puede tener un deducible que pagar. O tal vez tiene que pagar un porcentaje del costo. La oficina del médico puede generalmente darle información a este respecto, pero verifique también con la compañía de seguros.

Asegúrese que sabe si es responsable de un copago —una cantidad establecida para la cirugía — o si tiene que pagar un porcentaje de la cuenta. Hay una gran — y costosa — diferencia.

a cabo las actividades de la vida diaria, como las actividades requeridas para ganarse la vida. La palabra *ocupacional* es engañosa porque la terapia no está dirigida únicamente a ayudarlo a regresar al trabajo, sino a recuperar la capacidad para hacer las tareas de la vida diaria en donde quiera que esté, en casa o en el trabajo: comer, vestirse, bañarse, tareas de la casa y actividades recreativas. Este terapeuta puede recomendar cambios físicos en su casa o lugar de trabajo — como volver a distribuir los muebles o agregar rampas y

Si tan solo...

Nunca había oído hablar de la "última voluntad". Después de lo que pasó cuando mi esposo murió, les digo a todos los que conozco, si no lo han hecho, manifiesten una.

Greg murió a los 66 años de edad, por enfermedad pulmonar obstructiva crónica. Al principio le faltaba el aire y estaba débil. Luego su sistema inmune se debilitó y se enfermaba más a menudo y tardaba más tiempo en mejorar. Su corazón tenía que trabajar más para enviar oxígeno al cuerpo, por lo que aumentó de tamaño para tratar de mantenerse. Finalmente no pudo seguir. Después de una serie de ataques cardiacos, los pulmones se llenaron de líquido, y murió de insuficiencia cardiaca congestiva.

Fue un camino largo y horrible. Después de los ataques cardiacos, siempre pudo recuperarse, pero después de cada uno de ellos, quedaba un poco menos de él. Luego cayó en coma.

Los médicos preguntaron si queríamos una orden de "no reanimar" para él. Eso significa que si tuviera otro ataque cardiaco no tomarían medidas para hacer que el corazón empezara a latir de nuevo. Tuvimos una reunión de familia en la sala de espera de la unidad de cuidados intensivos. Mi hijo menor estaba en contra. Mi hijo mayor pensaba que era mejor. Yo no sabía que hacer. Fue una pesadilla.

El médico preguntó si mi esposo tenía una última voluntad. Yo no sabía siquiera lo que era. Él explicó que es una forma que usted llena para que la familia y los médicos sepan qué clase de cuidados médicos quiere en caso de que no pueda expresar sus deseos.

Me enseñó una muestra. Se llena y no cuesta nada. La mayoría de hospitales y clínicas las tienen. La leí. ¿Qué habría escrito Greg en ésta? ¿Hubiera querido que se hiciera todo lo médicamente posible aun cuando no tenía probabilidad de disfrutar la vida de nuevo? Yo no sabía.

barandales —para hacer más fácil moverse por la casa y llevar a cabo sus tareas.

Fisioterapeuta. Como un terapeuta ocupacional, un fisioterapeuta ayuda también a las personas lesionadas e incapacitadas a recuperar las funciones físicas perdidas utilizando técnicas como ejercicio, masaje y ultrasonido. El enfoque aquí es maximizar la capacidad física y compensar las funciones físicas que se han perdido.

Entre tanto, nuestra familia estaba destrozada, en desacuerdo sobre qué hacer. Los hijos estaban peleando, reviviendo viejas rencillas que no tenían nada que ver con su padre que yacía en coma. Había tanto estrés y amargura e incertidumbre. Es nuestro padre, decía el más joven. No podemos dejarlo morir. Papá no hubiera querido vivir así, decía el mayor. Y yo estaba en el medio, en una agonía de indecisión, con la mirada fija en este pedazo de papel. Greg y yo nunca hablamos de esto. Si sólo hubiera llenado una de estas formas.

El médico dijo que finalmente era mi decisión. No había dormido y estaba funcionando sólo emocionalmente. No podía firmar las órdenes de no reanimar. Greg tuvo otro ataque cardiaco. Lo reanimaron. Permaneció en coma. Pasó una semana. Hubo pláticas de pasarlo a un asilo. Luego volvió a tener un paro. Esta vez, no pudieron reanimar su corazón.

Cuando Greg murió, los hijos no se hablaban. Si Greg hubiera firmado una manifestación de última voluntad, de todos modos hubiera sido una experiencia terrible, pero por lo menos hubiéramos sabido lo que quería. Tuvimos que adivinar, y éste no es un juego de adivinar. Todos perdimos.

Viuda — Sioux Falls, S.D.

Puntos para ponderar

- Ahorre a su familia el dolor y confusión discutiendo sus deseos para el fin de su vida.

- Llene una manifestación de última voluntad y un poder notarial para los cuidados médicos, e informe a su familia que lo ha hecho.

- Asegúrese que la familia sabe en dónde encontrar estos documentos.

Los problemas de los cuidados de la salud de los adultos de edad avanzada que pueden requerir fisioterapia incluyen:

- Artritis
- Falta de condición física
- Incontinencia
- Reemplazos articulares
- Osteoporosis
- Enfermedad de Parkinson
- Lesiones de la médula espinal
- Ataque cerebral y otros trastornos neurológicos

Cirujano. El médico de cabecera lo ayudará a encontrar un buen cirujano si alguna vez necesita una operación. Si necesita un reemplazo articular, por ejemplo, probablemente le recomiende un cirujano ortopedista, que se especializa en operaciones que involucran la articulaciones, músculos y huesos. Al seleccionar a un cirujano, trate de elegir a uno que haya practicado muchas operaciones del tipo que usted necesita.

En vista de los riesgos y costos potenciales de muchas cirugías, es bueno a menudo tener una segunda opinión. Usted o el médico de cabecera pueden tomar la decisión de una segunda opinión. Por lo tanto, no sienta que necesita hacer una visita en secreto a un segundo cirujano. Mantenga informado al médico.

Cómo buscar el seguro médico

Los recibos médicos más costosos están todavía por llegar. ¿Está usted listo? Un número sorprendente de personas de clase media se empobrecen cuando llegan a los 70 u 80 años debido a las limitaciones del seguro médico. Decida ahora cómo quiere usted estar cubierto.

Cómo prepararse para el examen médico

Usted necesita exámenes médicos periódicos por dos razones principales. Primero, el examen permite al médico identificar problemas de salud en etapas tempranas, algunas veces antes de que desarrolle síntomas. Esto es generalmente cuando el tratamiento tiene más éxito. Segundo, los cuidados preventivos que obtiene en un examen médico reducen el riesgo de desarrollar ciertas enfermedades. Por ejemplo, un análisis de sangre puede decir si los niveles de colesterol están avanzando hacia lo no saludable. Y eso puede alertarlo a cambiar los hábitos de alimentación y ejercicio para protegerlo de problemas potenciales como enfermedades cardiacas o un ataque cerebral.

Pero ¿ha pensado usted qué tan a menudo debe hacerse un examen médico de rutina? La necesidad de un examen médico cada año depende de los factores de riesgo de enfermedades específicas. Si es sano, un calendario general de exámenes médicos de rutina es éste:

* Dos veces de los 20 a los 30 años

* Tres veces de los 30 a los 40 años

* Cuatro veces de los 40 a los 50 años

* Cinco veces de los 50 a los 60 años

* Anualmente después de los 60 años

Si necesita exámenes más frecuentes, el médico le dirá qué tan frecuentes deben ser.

En estos exámenes el médico revisa cuidadosamente la historia médica, incluyendo todas las medicinas de prescripción o que se obtienen sin receta que usted está recibiendo. Le practica una exploración física cuidadosa, que requiere que usted se desvista. Por lo tanto, lleve ropa que pueda quitarse fácilmente y volverse a poner. También le harán pruebas de escrutinio en busca de problemas potenciales o que recién se presentan.

Mantenga actualizados los registros

Conocer su historia médica y la de su familia ayuda al médico a diagnosticar y tratar más eficientemente los problemas — y anticipar problemas potenciales en el horizonte. Pero gran parte de esta información tiene que venir de usted. ¿Cómo puede llevar cuenta de todo?

Cree su planeador personal de salud. Aquí está alguna de la información que debe incluir:

Alergias. Anote todas las sustancias a las que es alérgico o sensible. Éstas incluyen medicamentos, alimentos, polen (anote la estación en que lo afecta), hongos, polvo, picaduras de insectos, cinta adhesiva,

Una onza de prevención

Dicen que las personas de mi edad deben tener un examen médico cada año. Así lo hago. Cada año, mi médico examina mi próstata — no es agradable, pero pasa y se hace rápidamente. Últimamente me ha hecho una prueba del antígeno prostático específico (APE), también. No es complicada. De todos modos, ya me sacan sangre para determinar azúcar y colesterol. Este APE es una prueba más de sangre que hacen.

Durante 10 años pasé la prueba del APE, con un resultado de 2, que es normal. En la primavera de 1998, mi nivel de APE aumentó a 4. Tres meses después, fue de 6.2. Tiempo para una biopsia, dijo el médico. La biopsia mostró que yo tenía cáncer de próstata.

Ahora, después de recibir un implante de semillas radioactivas como tratamiento, estoy libre de cáncer. Mi médico dice que soy un caso clásico. Mi examen rectal fue normal y no tengo síntomas. Si no fuera por la prueba del APE, nadie hubiera sabido que yo tenía cáncer. Y ahora puedo estar curado. El APE fue una muy buena inversión.

62 años de edad — Kansas City, Missouri

Puntos para ponderar

- Todas las personas mayores de 60 años deben tener un examen médico una vez al año. Programe uno cada dos años cuando llegue a los 50 años.

- El escrutinio preventivo cuando se combina con un examen médico puede detectar problemas que de otro modo no son detectables.

- Si es un hombre mayor de 50 años, pregunte al médico respecto a la prueba del APE.

látex, medios de contraste utilizados para las radiografías. También anote si ha tenido complicaciones de la anestesia.

Historia médica personal. Registre cualquier enfermedad o tratamiento que haya requerido hospitalización, cirugía o cuidados de urgencia. Uno por uno, haga una lista de los trastornos, tratamientos, hospitales en donde se llevó a cabo el tratamiento, ciudad y fecha.

Historia médica familiar. Los genes que se ven en la familia pueden aumentar el riesgo de ciertas enfermedades. Si el médico sabe quién en su familia tuvo cuáles enfermedades, puede reducir el riesgo de desarrollar los mismos problemas. "Familiares" significa parientes de sangre, incluyendo hermanos y hermanas, padre y madre, y abuelos. La información de las tías y tíos podría ser útil también, si tiene usted acceso a ella.

Registre el nombre de todos los miembros de la familia y a un lado anote su relación con esa persona, su estado de salud, su edad si viven, o su edad cuando murieron y la causa de la muerte.

Registro de inmunizaciones personales. Mantenga un registro de sus inmunizaciones personales. Anote el año en que tuvo cada una de las siguientes enfermedades o el año más reciente en que fue inmunizado: tétanos, difteria, hepatitis A, hepatitis B e influenza. Para detalles respecto a cuándo y por qué requiere usted estas inmunizaciones, vea la página 120.

Registro de medicamentos personales. Informe al médico de todos los medicamentos que toma. Incluya medicamentos de prescripción y sin prescripción, vitaminas, minerales y otros suplementos. Varios medicamentos pueden causar problemas cuando se toman juntos. Si es un adulto de edad avanzada, es más susceptible a estos problemas por los cambios de la química del cuerpo y el número aumentado de medicamentos que puede necesitar.

Por lo menos, informe al médico el nombre de cada medicamento que recibe, así como la dosis, qué tan a menudo los toma y a qué hora del día los toma. Asegúrese de mencionar los medicamentos que se obtienen sin receta y las preparaciones de hierbas. Para estar seguro de que no se equivoca en la identificación de los medicamentos que toma, considere llevarlos en sus frascos originales para que el médico los pueda ver. El médico puede ver un problema, por ejemplo, en la decisión de una farmacia de sustituir un medicamento de marca por un medicamento genérico de menor costo.

Haga una lista de preguntas

Antes del examen piense en lo que quiere discutir. Prepare una lista breve de sus principales preocupaciones, y anótelas en orden de importancia. Al principio de la lista, escriba uno o dos problemas que le preocupen más. Por ejemplo, "Mi hermano acaba de tener un ataque cardiaco y yo he estado sintiendo cierta opresión en el pecho. ¿Tengo una enfermedad cardiaca?".

Enseguida identifique preocupaciones menos fuertes. Tal vez usted se levanta y usa el baño varias veces durante la noche, y no le permite tener un buen descanso. O es posible que sus manos estén rígidas y doloridas en la mañana. No pase por alto los problemas emocionales. Anote preguntar al médico respecto a depresión continua, nerviosismo o estrés si los presenta.

Esté preparado para asumir igual responsabilidad en el éxito de su visita. Formule todas las preguntas y espere que lo escuchen. No sea víctima de un médico demasiado ocupado. Pero recuerde, también, que el tiempo del médico puede estar limitado. Por eso es importante concentrarse en los problemas más importantes.

Janet Vittone, M.D., una geriatra de la Clínica Mayo, preparó la siguiente lista de preguntas potenciales:

- ¿Cuál es mi riesgo de enfermedad del corazón? Las enfermedades del corazón, incluyendo los ataques cardiacos y la insuficiencia cardiaca congestiva, son la causa más frecuente de muerte tanto en hombres como en mujeres mayores de 50 años.

- ¿Cuál es la probabilidad de que desarrolle cáncer? Ésta es la segunda causa de muerte en adultos mayores. En los hombres, la causa más frecuente de muerte por cáncer involucra a los pulmones, la próstata y el colon. En las mujeres, los pulmones, las mamas y el colon.

- ¿Cuál es mi riesgo de un ataque cerebral? Ésta es la tercera causa de muerte en adultos de edad avanzada. Usted aumenta su riesgo si fuma, si tiene la presión arterial alta o si tiene niveles elevados de colesterol (grasa en la sangre).

- ¿Tengo probabilidad de desarrollar diabetes? Uno de cada 10 pacientes mayores de 65 años desarrolla diabetes.

- ¿Necesito seguir tomando todos los medicamentos que estoy recibiendo? En promedio una persona mayor de 65 años tiene siete medicamentos de prescripción. Si tiene preocupación respecto al costo o a los efectos secundarios de estos medicamentos, hágalo saber al médico.

Cuando el médico ordena pruebas

- ¿Cómo se hace la prueba?
- ¿Cuáles son los riesgos?
- ¿Cuánto me costarán?

Después de un diagnóstico

- ¿Cuál es el futuro a largo plazo de este trastorno? ¿Qué les pasa a la mayoría de los pacientes?
- ¿Tiene algo en donde pueda leer acerca de ello?
- ¿Qué puedo hacer para mejorar mi salud?
- ¿Hay clases a las que pueda asistir o grupos de apoyo a los que pueda unirme?

Si el médico prescribe un medicamento

- ¿Qué tan pronto empieza a tener efecto el medicamento?
- ¿Cuáles son los posibles efectos secundarios?
- ¿Cuánto tiempo debo tomar el medicamento?
- ¿Puedo sustituirlo por un medicamento genérico?

Signos y síntomas que no quiere ignorar

Antes del examen médico, piense en los síntomas desusuales que ha estado presentando últimamente. Usted, como mucha gente, puede estar tentado de no molestarse en mencionarlos. Pero algunos síntomas son signos tempranos de advertencia de problemas médicos que no quiere ignorar. Tratar el problema tempranamente puede eliminarlo o disminuir la gravedad de las complicaciones más tarde.

Es importante que describa sus síntomas de manera clara y concisa. Mientras más precisa sea la descripción, mejor. Una exploración física y las pruebas son útiles para diagnosticar un problema, pero a menudo son los síntomas los que guían al médico en la dirección apropiada.

Esta lista de verificación puede ayudarlo a describir los síntomas. El médico sabrá cómo separar sus preocupaciones. Espere que el médico lo deje hablar sin ser interrumpido.

- ¿Cuál es el problema principal?
- ¿Cuánto tiempo lo ha tenido?
- ¿Qué tan a menudo ocurre?
- ¿Aparecen y desaparecen los síntomas, o son persistentes?
- ¿Qué los provoca (actividad, alimento, posición, estrés)?
- ¿Qué hora del día es la más difícil?

- ¿Qué los alivia (medicamentos, suspender una actividad)?
- ¿Qué los agrava?
- ¿Se asocian a otros síntomas?

Aquí está una breve revisión de los síntomas que podrían indicar problemas serios. Si tiene alguno de ellos, anótelos al principio de la lista para discutirlos con el médico. Y si no tiene cita para un examen médico, haga una.

Sangre en las heces. A menudo la sangre en las heces es sólo un problema menor causado por hemorroides. Las hemorroides se desgarran, produciendo sangre roja brillante que se ve en las heces, en el papel del baño o en el agua del inodoro. Algunas veces la sangre es de color más oscuro, produce heces de color negro alquitrán o caoba. Las heces negras significan que la sangre ha sido digerida y que ha estado sangrando en alguna parte del tracto digestivo — habitualmente en el estómago o en el intestino superior. Esto podría ser una indicación de una úlcera o cáncer.

Vómito de sangre. Esto es habitualmente el resultado de lesión o enfermedad de la garganta, el esófago, el estómago o el inicio del intestino superior (duodeno). Las causas más frecuentes son:

- Úlceras
- Un desgarro en el revestimiento del esófago
- Tejido inflamado en el esófago, estómago o intestino delgado
- Cáncer del esófago o del estómago

La sangre es generalmente de color rojo brillante. Ocasionalmente es negra o café oscura y semeja posos de café, que indica que ha sido parcialmente digerida en el estómago o en el intestino superior. Esto a menudo indica un problema serio.

Toser con sangre. Toser con sangre generalmente indica un problema en los pulmones o en la tráquea. La sangre es a menudo rojo brillante, espumosa y salada. Causas posibles:

- Una infección bronquial o pulmonar
- Un coágulo en los pulmones
- Un traumatismo romo en el pecho
- Cáncer pulmonar

Dolor en el pecho. La indigestión puede causar dolor en el pecho. Pero también puede ser un ataque cardiaco. El dolor de un ataque cardiaco varía de persona a persona, pero típicamente usted siente un dolor agudo opresivo en el centro del pecho. Puede durar más de unos cuantos minutos, o puede desaparecer y volver. Además, puede presentar transpiración intensa.

El dolor en el pecho puede extenderse al hombro y brazo izquierdo, espalda, e incluso dientes y mandíbula. A menudo el dolor es causado por un coágulo que bloquea el flujo de sangre a través de una de las arterias principales que irrigan el corazón. Esto reduce o interrumpe completamente el aporte de oxígeno a esa parte del corazón. Como resultado, el músculo cardiaco en la región afectada muere.

Con mayor frecuencia, el coágulo que causa el ataque cardiaco se forma en una arteria coronaria estrechada por depósitos de grasa de la sangre.

Problemas de la piel. La piel cambia al avanzar la edad. Generalmente la piel se vuelve más delgada y pierde algo de su elasticidad. Después de los 55 años puede también presentar marcas en la piel. La mayoría de éstas son inofensivas, como las manchas frecuentes del hígado. Unos cuantos tipos de marcas pueden volverse cancerosas, pero el tratamiento es generalmente bastante simple.

Vea al médico si un lunar u otra marca de la piel cambia de color o de tamaño, le produce comezón o sangrado o desarrolla inflamación. Los lunares de forma irregular, congénitos (presentes desde el nacimiento), de color azul-negro o localizados alrededor de las uñas o genitales requieren vigilancia cuidadosa en busca de estos cambios.

Mareo o desmayo. La disminución del flujo de sangre del corazón al cerebro es la causa principal de episodios repetidos de mareo. Éstos pueden suceder simplemente por levantarse demasiado rápido. Otras causas más serias incluyen un ritmo cardiaco irregular, estrechamiento importante de la válvula aórtica de su corazón o acumulación de depósitos grasos en las arterias del cuello.

Otros problemas que causan mareo incluyen cambios en los niveles de hormonas, trastornos neurológicos y efectos secundarios de los medicamentos.

Confusión. Como el mareo, la confusión súbita puede ser causada por restricción del flujo de sangre al cerebro. La confusión, acompañada de dificultad para hablar o entender, es un signo de advertencia temprano clásico de un ataque cerebral. La confusión puede ser causada también por efectos secundarios de medicamentos, niveles bajos de azúcar en la sangre, líquidos inadecuados en el cuerpo y deficiencias nutricionales (especialmente de niacina, tiamina, vitamina C o vitamina B-12).

Baja de peso sin explicación. El peso de toda la gente tiende a fluctuar día a día. Pero una baja de peso súbita y no intencional de más de 5 por ciento de su peso en unas semanas — o 10 por ciento en seis meses — no es frecuente, y es una razón para preocuparse. Las causas posibles incluyen:

- Dificultad para deglutir, que lleva a comer menos
- Un trastorno digestivo que no permite que los nutrientes se absorban adecuadamente
- Enfermedad del páncreas o del hígado
- Cáncer
- Depresión
- Demencia

Sensación de hormigueo o adormecimiento. Un problema de adormecimiento o una sensación de hormigueo puede indicar que tiene diabetes. Normalmente el cuerpo degrada parte del alimento en azúcar que la sangre transfiere a los músculos y tejidos de todo el cuerpo, para energía y crecimiento. Pero cuando tiene diabetes, demasiada de esta azúcar permanece en la sangre. Con el tiempo, los niveles de azúcar que permanecen en la sangre dañan los nervios, que se nutren a través de la sangre.

El daño a los nervios puede producir diversos síntomas, pero los más frecuentes son hormigueo y pérdida de sensibilidad en las manos y pies. El daño de los nervios sucede lentamente, en meses y años de tener el azúcar alto en la sangre. Puede incluso no darse cuenta de que tiene daño en los nervios porque no siente nada desusual. Cuando los nervios están dañados puede lesionarse y no darse cuenta. Por ejemplo, puede quemarse y no sentir dolor. La lesión, si se descuida, puede desarrollar una infección que puede llevar a problemas más serios.

El hormigueo en las plantas de los pies podría indicar que tiene un problema de disco, como un nervio comprimido en la médula espinal. Si no se trata, puede terminar con daño permanente al nervio.

Pérdida de visión. Un amplio rango de problemas puede causar pérdida de visión. La dificultad súbita para ver con uno o ambos ojos puede ser un signo de advertencia de un ataque cerebral. Los ataques cerebrales pueden ocurrir cerca del nervio óptico. También los ataques cerebrales en otras partes del cerebro que procesan las señales de los ojos pueden afectar la visión, causando a menudo problemas en la percepción profunda, disminución general de la visión o la pérdida de la mitad del campo visual.

El glaucoma es un problema de la visión causado por aumento de la presión del líquido (humor acuoso) del globo ocular. Con el tiempo esta presión aumentada daña el nervio óptico, que lleva los impulsos visuales al cerebro, por lo que la visión se deteriora. Desafortunadamente la pérdida de visión es tan gradual (a menudo empezando con la visión periférica) que mucha gente pierde permanentemente visión significativa antes de establecer el diagnóstico e iniciar el tratamiento. Sólo un pequeño porcentaje de la gente con glaucoma tiene dolor.

La incidencia de glaucoma aumenta con la edad. Por lo tanto, se requieren exámenes periódicos de los ojos que incluyen examen de la visión y de la presión en el globo ocular a intervalos de dos a cuatro años entre los 40 y 65 años de edad y cada uno o dos años después.

El desprendimiento de la retina es otro problema serio de la visión que se vuelve cada vez más probable al avanzar la edad. En la parte posterior del globo ocular, detrás del cristalino, está una sustancia semejante a gelatina llamada el vítreo. Está adherido a la retina, la parte del ojo que captura las imágenes visuales. Con la edad, el vítreo tiende a licuarse y causar los flotadores que parecen como puntos o cabellos en el campo de la visión. En el colapso del vítreo, la porción posterior del vítreo puede hundirse hacia adentro y hacer tracción sobre la retina. Esto puede llevar a desprendimiento de la retina, una amenaza seria para la visión.

Esta complicación se asocia a un aumento súbito en los flotadores y la aparición de destellos de luz incluso cuando los ojos están cerrados o está usted en la oscuridad. Si estos síntomas aparecen súbitamente, es importante una consulta inmediata con el oftalmólogo. Un desgarro o desprendimiento de la retina requiere tratamiento para preservar la visión.

Una de las enfermedades de los ojos más frecuentes en adultos de edad avanzada son las cataratas, que pueden enturbiar y alterar el cristalino. Aproximadamente la mitad de estadounidenses de 65 a 75 años de edad tienen cataratas en diversos grados. Afortunadamente la cirugía para extraer las cataratas es uno de los procedimientos de mayor éxito que se practican actualmente.

Falta de aire. Cuando presenta falta de aire, los pulmones no son capaces de obtener suficiente oxígeno. Causas posibles:

- Cardiopatía coronaria, que reduce el flujo de sangre.

- Falta de condición física, causada por una falta generalizada de actividad física.

- Neumonía, una infección o inflamación de los pulmones. Puede ser causada por bacterias o virus, o por inhalar polvo, irritantes químicos o alimento. Cada año la neumonía es causa de muerte de más de 40,000 estadounidenses, la mayoría de los cuales son mayores de 65 años.

- Bronquitis, una inflamación de las vías aéreas de los pulmones, es causada habitualmente por virus, humo del tabaco, polvo o mohos y, algunas veces, bacterias.

- Insuficiencia cardiaca congestiva, que hace que se acumule líquido en los pulmones y en los pies.

- Cáncer pulmonar, especialmente si tose sangre en la secreción.

- La falta de aire súbita e importante puede ser causada por un coágulo que se ha desplazado de su pierna al pulmón, un trastorno llamado embolia pulmonar.

En el examen médico

Durante el examen, el médico revisa cuidadosamente los síntomas actuales, el estilo de vida y los hábitos de la salud, y la historia médica y familiar. También le realiza una exploración física de la cabeza a los pies. Durante este examen, el médico:

- Verifica su estatura, peso, presión arterial y frecuencia cardiaca

- Examina dentro de su boca y garganta

- Examina sus ojos, oídos, nariz y piel (examen de todo el cuerpo en busca de cáncer de la piel cada dos a tres años, anualmente después de los 50 años)

- Palpa en busca de ganglios crecidos en el cuello, axilas e ingles

- Escucha en busca de ruidos anormales del corazón, pulmones o abdomen

- Palpa en busca de anormalidades en el abdomen, especialmente el hígado, bazo o riñones
- Palpa y escucha sus pulsos en el cuello, ingles y pies (verificando una circulación adecuada)
- Percute sus rodillas para verificar los reflejos
- Practica un examen pélvico y de las mamas (en las mujeres)
- Examina los testículos en busca de tumoraciones o aumento de volumen (en los hombres)
- Inserta un dedo en su recto — tacto rectal —para verificar el tamaño de la glándula prostática (en los hombres).

Pruebas de escrutinio

Las pruebas de escrutinio son la mejor forma de detectar problemas potenciales en las etapas tempranas, cuando las probabilidades de tratamiento exitoso son mayores. ¿Cuáles pruebas de escrutinio son adecuadas para usted? Sólo usted y su médico pueden tomar esta decisión. Sin embargo, hemos compilado una lista de 14 pruebas generalmente recomendadas para los adultos sanos de edad avanzada. Si tiene riesgo de desarrollar una enfermedad en particular, el médico puede ordenar pruebas adicionales.

Colesterol. El colesterol es un tipo céreo de grasas de la sangre. Demasiado colesterol puede tapar las arterias, lo que puede aumentar la presión arterial, hacer que el corazón trabaje más y ponerlo en riesgo de un ataque cardiaco y un ataque cerebral. Por cada 1 por ciento que disminuye su colesterol total, disminuye el riesgo de ataques cardiacos, ataques cerebrales y otros problemas cardiovasculares 2 por ciento.

Una prueba del colesterol es de hecho varias pruebas de sangre. Se determina el colesterol total así como el colesterol de lipoproteínas de baja densidad (LDL o "malo"), el colesterol de lipoproteínas de alta densidad (HDL o "bueno") y los triglicéridos, otra forma química de la grasa. El colesterol malo deposita residuos de grasa en las paredes de las arterias, mientras que el colesterol bueno se lo lleva de las arterias al hígado para su eliminación.

La prueba se hace tomando una muestra de sangre después de ayuno durante la noche. Usted **requiere** que le practiquen la prueba cada tres a cinco años si el **colesterol** se encuentra en rango normal.

Los rangos deseables varían dependiendo de la edad, sexo y salud, por lo que necesita hablar con el médico respecto a qué niveles son apropiados para usted. Pero aquí está una revisión general de los niveles.

Presión arterial. La presión arterial está determinada por la cantidad de sangre que el corazón bombea y la resistencia al flujo de sangre de las arterias. Las arterias estrechas, como las obstruídas con depósitos de grasa, limitan el flujo de sangre. Mientras más estrechas sean las arterias, más tiene que trabajar el corazón para bombear la sangre. Además, mientras más tiempo ha estado sin tratamiento la presión arterial alta, mayor es el riesgo de ataque cardiaco, ataque cerebral, insuficiencia cardiaca y daño renal.

Para determinar la presión arterial se envuelve un manguito inflable alrededor del brazo. Mide la presión que el corazón genera al bombear la sangre por las arterias (presión sistólica), y la presión en las arterias cuando el corazón está en reposo entre los latidos (presión diastólica).

Haga que le tomen la presión arterial cada vez que ve al médico, o por lo menos cada dos años. Usted tiene riesgo aumentado de tener presión arterial alta si es mayor de 35 años de edad, si tiene sobrepeso, es inactivo, tiene historia familiar de presión arterial alta o si es de raza negra.

En la página 115, se muestra una tabla que lo ayuda a interpretar la determinación de la presión arterial.

Escrutinio de cáncer del colon. Se utilizan frecuentemente varias pruebas para detectar cáncer del colon, así como crecimientos (pólipos) en la pared interior del colon que pueden volverse

Cómo entender la prueba de colesterol

Grasa en sangre	Recomendada	Limítrofe	Alto riesgo
Colesterol total	Menos de 200	200–239	Más de 240
LDL	Menos de 130	130–159	Más de 160
HDL	Más de 45	35–45	Menos de 35
Triglicéridos	Menos de 200	200–400	Más de 400

Cómo entender la determinación de presión arterial

	Excelente	Normal	Alta normal	Alta
Sistólica (el primer número)	120 o menos	Menos de 130	130–139	140 o más
Diastólica (el segundo número)	80 o menos	Menos de 85	85–89	90 o más

cancerosos. Mucha gente omite el escrutinio de cáncer del colon por vergüenza y por las molestias. Pero la prueba podría salvar su vida. No sólo puede detectar cáncer tempranamente, cuando el tratamiento tiene más éxito, sino que puede detectar pólipos precancerosos que los médicos pueden fácilmente extirpar, evitando que ocurra cáncer.

Pida que le practiquen el escrutinio cada tres a cinco años después de los 50 años de edad. Puede necesitarlo antes y más a menudo si tiene riesgo aumentado de pólipos o de cáncer debido a su historia familiar o porque tiene enfermedad inflamatoria intestinal.

Los métodos de examen son:

- Tacto rectal

- Prueba de sangre oculta en heces

- Sigmoidoscopía flexible

- Colonoscopía

- Rayos X del colon (enema baritado)

En un tacto rectal, el médico usa un guante en el dedo para examinar los primeros centímetros del recto. Además de este sencillo examen, se utilizan generalmente métodos más integrales.

La prueba de sangre oculta en heces detecta sangre en la heces. Puede practicarse en el consultorio del médico o en la casa. Sin embargo, no todos los cánceres sangran, y los que lo hacen a menudo sangran intermitentemente. Se está llevando a cabo una intensa investigación para determinar si puede desarrollarse una prueba más precisa en las

Ahora me siento bien

Yo evitaba los médicos porque si había malas noticias no quería escucharlas. Además, sabía el sermón que me darían, y no tenía tiempo para el ejercicio y para comer lo correcto. Tenía 53 años — un abogado exitoso con sobrepeso, fuera de forma, que no podía estar sin fumar. Fue una cirugía de revascularización de tres vasos la que me obligó a ver la realidad.

Cuando se aplican los frenos a la vida tan bruscamente como lo hicieron a la mía, uno se pone a pensar. Silvia y yo nos retiraríamos en otros 10 a 15 años y luego quién sabe lo que nos quedaría por delante. No mucho para mí, pensé, a menos que arregle mi actuación.

Hablé con algunos amigos, hice un poco de investigación, y encontré un médico que me gustó. ¿Por qué me gustó? No era alguien de bata blanca sabelotodo. Me dio opciones, en lugar de órdenes. Me escuchó, éramos socios. Lo que más me gustó fue su sentido del humor. "Mire", dijo. "¿Está seguro que quiere dejar de fumar? La profesión médica cuenta con tipos como usted. Usted es bueno para los negocios". Entendí el cuadro.

De acuerdo. Reto aceptado. Entré en el programa — entrenamiento de pesas, máquina de remar, mucho caminar con Silvia. Disminuí los cigarrillos. Es cierto, no dejé de fumar. Finalmente lo hice, pero no es fácil. Empecé a llevar una alimentación saludable para mi corazón, lo que significa menos grasas saturadas y más frijoles, arroz y cosas así. Por cierto, hago un guisado estupendo de frijoles negros y arroz.

Me siento fabuloso. Estoy 14.5 kg más ligero. Mi presión arterial ha bajado, igual que mi colesterol. Ya no jadeo después de cortar el pasto en la mitad del jardín. Mi cuerpo se siente más firme y más fuerte. Mi juego de golf mejoró, pienso que porque tengo un *swing* más amplio y más fuerte. Estoy convencido de que el ejercicio me ayuda a pensar más claramente, también. Silvia puede seguir conmigo más tiempo de lo que pensó.

Abogado penalista — Minneapolis, Minn.

Puntos para ponderar

- El ejercicio es lo más cercano a la fuente de la juventud.
- Nunca es demasiado tarde para deshacer el daño.
- Una persona de edad avanzada en forma es más sana que una persona más joven que no está en forma.
- Si no quiere cobrar su pensión, no se moleste en hacer ejercicio regular.

heces, como detectar células de cáncer (colonocitos fecales). También hay investigación respecto a si la aspirina y otros antiinflamatorios no esteroides pueden reducir el riesgo de cáncer colorrectal.

En la sigmoidoscopía flexible el médico examina la parte inferior del colon — que es en donde empieza con mayor frecuencia el cáncer del colon. Este examen es practicado insertando un tubo flexible de fibra óptica, llamada endoscopio, en el recto. El procedimiento puede practicarse en unos minutos. Los pólipos pueden extirparse sin dolor durante el procedimiento. Cuando se encuentran pólipos y cánceres en estadio temprano y se extirpan antes de que hayan producido síntomas, la tasa de curación es casi de 100 por ciento. Por eso es tan importante esta clase de escrutinio.

Una colonoscopía es parecida a la sigmoidoscopía flexible, pero más extensa. La diferencia es que el endoscopio es más largo y el médico puede examinar todo el colon. El procedimiento tarda aproximadamente media hora, y es actualmente el método de escrutinio más eficaz. Una alternativa de la colonoscopía es la sigmoidoscopía combinada con rayos X del colon.

Un técnica experimental de escrutinio está mostrando ser prometedora. Es llamada colonoscopía virtual. Permite que se examine el interior del colon utilizando imágenes generadas por computadora tomadas desde fuera del cuerpo. También llamado colonografía con TC (tomografía computada), este procedimiento implica una TC rápida en dos minutos — básicamente, rayos X altamente sensibles — del abdomen. La imagen computada crea luego una vista multidimensional del colon. Antes del examen, el intestino se limpia de heces para que pueda usarse aire para inflar el colon. Los investigadores están buscando si el examen puede practicarse sin la preparación habitual del intestino.

Azúcar en la sangre en ayunas. Una prueba de azúcar en la sangre en ayunas investiga diabetes. Determina la cantidad de azúcar en la sangre. La prueba implica tomar una muestra de sangre después de ayuno durante la noche. Haga la prueba si tiene 45 años o más. Si los resultados son normales, repita la prueba cada tres a cinco años. Si tiene alto riesgo de diabetes, haga la prueba cuando es más joven, y más a menudo. Su riesgo aumenta al avanzar la edad si tiene sobrepeso, si tiene historia familiar de diabetes o si es de uno de los siguientes grupos raciales: indígena estadounidense, negro, hispano.

Mamografía. Una mamografía son rayos X de la mama para detectar cáncer y cambios precancerosos. Las mamas se comprimen suavemente entre placas de plástico mientras un técnico radiólogo toma radiografías del tejido mamario.

El riesgo de cáncer aumenta con la edad y es mayor del normal si tiene historia familiar de cáncer de mama o si tuvo biopsias previas anormales de la mama.

Necesita una mamografía cada año después de los 50 años. Antes de los 50 años la frecuencia recomendada depende de los factores de riesgo, por lo que debe pedir consejo al médico.

Papanicolaou. Una prueba de Papanicolaou es para buscar cáncer y cambios precancerosos en el cérvix, el orificio del útero. El médico inserta un espéculo de plástico o de metal en la vagina. Luego, utilizando un cepillo suave, el médico raspa suavemente unas cuantas células del cérvix. El procedimiento tarda generalmente sólo unos cuantos segundos. El médico pone luego las células en una laminilla y la envía al laboratorio para examen microscópico.

Obtenga un Papanicolaou a los 18 años de edad o al principio de la actividad sexual. Se requieren exámenes de seguimiento cada uno a tres años. Después de tres Papanicolaou consecutivos con resultados normales, usted y su médico pueden decidir pruebas menos frecuentes. En las mujeres en que se ha practicado histerectomía por un trastorno no canceroso, no es necesario el Papanicolaou de rutina porque ya no tienen útero.

Tiene riesgo aumentado de cáncer cervical si ha tenido una enfermedad de transmisión sexual, múltiples parejas sexuales, historia de cáncer cervical, vaginal o vulvar, o si fuma.

Próstata. Como se mencionó antes, el tacto rectal se utiliza para verificar el tamaño de la glándula prostática. Otra prueba de la próstata es una prueba de sangre para determinar el nivel del antígeno prostático específico (APE), una proteína producida por la glándula prostática. Un nivel elevado de APE puede indicar cáncer de próstata y trastornos no cancerosos. Si tiene más de 50 años, pregunte al médico respecto a la prueba del APE.

Química sanguínea. Una prueba de química sanguínea proporciona información respecto a cómo están sus órganos, como el hígado y los riñones. La prueba hace esto determinando los niveles de sustancias en la sangre, como sodio, potasio, calcio, fósforo y azúcar, así como enzimas del hígado, como alanina aminotransferasa y fosfatasa alcalina, e indicadores de la función renal, como creatinina y nitrógeno de la urea en sangre.

Cuenta de células sanguíneas. Una cuenta de células sanguíneas, también llamada BHC (biometría hemática completa), ayuda a detectar la presencia de muchos problemas de salud, incluyendo anemia, infecciones y leucemia. La prueba determina:

- Hemoglobina (revela la capacidad de transportar oxígeno de la sangre)
- Hematocrito (el porcentaje del volumen de sangre formado por glóbulos rojos)
- Glóbulos blancos (protegen de la infección)
- Plaquetas (permiten que la sangre coagule para cicatrizar las heridas)

Aminoácidos en la sangre. Demasiada homocisteína, un aminoácido en la sangre, puede dañar las arterias y ponerlo en riesgo mayor de problemas cardiacos y un ataque cerebral.

Las vitaminas del complejo B — B-6, B-12 y ácido fólico — ayudan a reducir los niveles de homocisteína. Al avanzar la edad, el cuerpo se vuelve menos eficiente para absorber vitaminas B. Esto significa que necesita asegurarse que recibe suficientes vitaminas.

No hay recomendaciones formales respecto a cuándo se deben determinar los niveles de homocisteína. Algunos médicos recomiendan hacer la determinación en familias con historia de arterias estrechadas (aterosclerosis) y en los que tienen enfermedad cardiovascular.

Análisis de orina. Una muestra de orina permite al laboratorio buscar sustancias no encontradas normalmente en la orina. La presencia de azúcar señala diabetes. Los glóbulos blancos pueden indicar una infección. Los glóbulos rojos pueden señalar un tumor o un problema de los riñones, uréteres o vejiga. La bilis sugiere enfermedad del hígado.

Electrocardiograma. Un electrocardiograma es un estudio en el cual se colocan electrodos en el cuerpo para medir el patrón de los impulsos eléctricos del corazón. Este estudio ayuda a identificar lesiones del músculo cardiaco, ritmos irregulares, crecimiento de una cámara del corazón o daño causado por un ataque cardiaco. Obtenga un estudio basal hacia los 40 años, y repita el estudio de acuerdo a las recomendaciones del médico.

El riesgo de problemas del corazón aumenta al avanzar la edad. Usted tiene también riesgo aumentado si tiene la presión arterial alta, colesterol elevado, historia familiar de problemas cardiacos, sobrepeso, o es inactivo.

Audición. Durante una prueba de audición el médico verifica el reconocimiento del sonido y el lenguaje en diferentes volúmenes para el escrutinio de pérdida de audición. Usted tiene riesgo aumentado de pérdida de audición si ha estado expuesto a ruidos fuertes (como disparos de armas de fuego y maquinaria pesada), si ha tenido infecciones frecuentes en el oído o si tiene más de 60 años de edad.

Obtenga un estudio basal hacia los 60 años o antes si sospecha pérdida de audición.

Densidad ósea. Un estudio de densidad ósea es un estudio de rayos X rápido e indoloro de la parte baja de la espalda y de la región de la cadera para detectar pérdida de masa ósea. La pérdida de masa ósea puede aumentar el riesgo de fracturas (un trastorno llamado osteoporosis).

Obtenga un estudio basal hacia los 65 años de edad o antes si tiene un riesgo mayor del normal de desarrollar este trastorno. El riesgo aumenta si ha tenido menopausia temprana, si no recibe terapia hormonal de reemplazo después de la menopausia, si tiene una historia familiar del trastorno, si ha tomado cortisona durante periodos prolongados, o si fuma.

Inmunizaciones

A nadie le gustan las inyecciones. Pero las inmunizaciones lo protegen de enfermedades que serían mucho más desagradables.

Aquí están las principales inmunizaciones que necesita mantener actualizadas. Si ha perdido el registro de cuándo le aplicaron las inyecciones, puede obtener un análisis de sangre para medir su inmunidad a estas enfermedades, que le dirá si ha tenido la enfermedad o las inmunizaciones. Las siguientes son recomendaciones generales. El médico puede agregar otras inmunizaciones basándose en factores tales como su salud, los planes de viajes y el trabajo.

Flu (influenza). Es una infección viral que se disemina de persona a persona al respirar las gotitas infectadas del aire. Obtenga una vacuna cada año si tiene más de 50 años de edad. Otras personas con alto riesgo y que necesitan una vacuna anual son las que tienen enfermedades crónicas (como asma o enfisema), los que reciben medicamentos supresores y los maestros de escuela, enfermeras y médicos que tienen contacto con mucha gente.

Neumonía. La neumonía es una infección, a menudo por bacterias, que ataca los pulmones y puede diseminarse a la sangre. Es frecuente y severa, y puede ser mortal, especialmente en adultos de edad avanzada. Si usted tiene 65 años o más, pida que lo inmunicen. Que le apliquen la vacuna siendo más joven si tiene un trastorno crónico, como una enfermedad cardiaca o asma, que aumenta el riesgo de infección. Una aplicación dura toda la vida para la mayoría de la gente. Pero un refuerzo más de seis años después de la primera inmunización es aconsejable si tiene alto riesgo o si fue inmunizado antes de los 65 años.

La inmunización ayuda a protegerlo de la neumonía bacteriana (neumocócica), pero no de la neumonía por otras fuentes, como virus, hongos y otros microbios.

Hepatitis A. La hepatitis A es una infección viral del hígado que se transmite principalmente por alimentos o agua contaminados. La inmunización requiere dos inyecciones con seis meses de diferencia por lo menos. La gente con más alto riesgo incluye los que tienen enfermedad hepática o trastornos de la coagulación de la sangre, así como los que viajan a áreas en donde no se dispone de agua limpia y sistema de alcantarillado.

Hepatitis B. La hepatitis B es otra infección viral del hígado, pero se transmite a menudo a través de sangre contaminada. La inmunización requiere tres inyecciones en un periodo de seis meses. Usted tiene alto riesgo si su trabajo lo pone en contacto con sangre humana o líquidos corporales, si está en diálisis, si ha tenido múltiples parejas sexuales o si ha recibido productos de la sangre de donadores.

Tétanos. El tétanos es una infección bacteriana que se desarrolla en las heridas profundas, como un piquete de un clavo enmohecido. Solicite una inyección cada 10 años. Si sufre una herida profunda y sucia, y el último refuerzo fue hace más de cinco años, obtenga un nuevo refuerzo en las siguientes 48 horas de la herida.

Difteria. La difteria es una infección bacteriana de la garganta que se disemina respirando gotitas infectadas del aire. El esquema de inmunización es el mismo que para el tétanos, y ambas inmunizaciones generalmente se administran en la misma inyección.

Cómo tomar medicamentos

Si usted es como la mayoría de las personas, su botiquín de medicamentos es un almacén en miniatura de medicamentos: tabletas, cápsulas, jarabes, supositorios, cremas y polvos. Al avanzar la edad, probablemente encuentre que el botiquín está más lleno y la variedad de medicamentos es más amplia. Una cuarta parte de todos los medicamentos de prescripción son utilizados por gente mayor de 65 años de edad.

Puede obtener la última información respecto a muchos medicamentos específicos consultando nuestro sitio de la Clínica Mayo en Internet *www.MayoClinic.com.* Tres tópicos, sin embargo, son especialmente importantes para los adultos de edad avanzada que toman medicamentos.

Los medicamentos que no se mezclan

Al aumentar la necesidad de medicamentos y encontrarse tomando varias clases de medicamentos todos los días, el peligro de interacciones medicamentosas perjudiciales aumenta también. El médico de cabecera puede prescribir cierto medicamento. Un especialista puede prescribir otros. Puede usted agregar medicamentos sin prescripción que compra en la tienda.

Desafortunadamente la acción de un medicamento puede cambiar por la acción de otro — bloqueando el efecto deseado o amplificándolo a niveles peligrosos. Incluso medicamentos aparentemente inocuos que se obtienen sin receta pueden reaccionar en esta forma cuando se mezclan con medicamentos comunes de prescripción.

Usted tiene riesgo aumentado no solamente porque los adultos de edad avanzada tienden a tomar más medicamentos sino también por los cambios del cuerpo. Al avanzar la edad, el tejido muscular magro disminuye y la grasa aumenta. Muchos medicamentos están diseñados para almacenarse en el tejido graso. Y puesto que usted tiene más grasa, los medicamentos pueden acumularse en niveles más elevados. Además, el hígado y los riñones se vuelven menos eficientes para degradar y eliminar los medicamentos — por lo que éstos permanecen en el cuerpo más tiempo, con efectos secundarios potencialmente peligrosos.

Mantenga al médico al tanto de todos los medicamentos que está tomando. Algunas veces los médicos prescriben nuevos medicamentos sin revisar los que está tomando. Permanezca atento a esto, y pregunte si el nuevo medicamento reaccionará con algún otro que está tomando.

Si toma varios medicamentos, es muy fácil confundirse y ocasionalmente tomar muy poco o demasiado de alguno. Pero al avanzar la edad, los errores pueden ser más peligrosos. Desarrolle un método para asegurarse que toma el medicamento correcto en el momento adecuado. Por ejemplo, establezca una rutina para tomar el medicamento a la misma hora y en el mismo lugar. Las cajas de medicamentos y los calendarios pueden ayudarlo. Seleccione una farmacia que esté cerca de su casa y úsela para todos sus medicamentos. Conozca al farmacéutico y hable con él frecuentemente.

Medicamentos de marca *vs.* genéricos menos costosos

Muchos medicamentos están disponibles con la marca de la compañía que los desarrolló y también como medicamentos genéricos menos costosos. La compañía que crea un medicamento tiene derechos de exclusividad para venderlo durante varios años para recuperar los costos del desarrollo. Cuando los derechos de patente expiran, otras compañías farmacéuticas pueden fabricar y vender el medicamento. Y generalmente lo hacen a precios mucho menores.

Aunque los medicamentos genéricos son menos costosos, algunos médicos dicen que algunos no son fabricados con los mismos estándares que los medicamentos originales de marca. El excipiente, que es lo que hace el volumen de una tableta, por ejemplo, podría ser diferente del original. Y esto puede afectar la potencia del medicamento que contiene.

Usted y el médico necesitan determinar si debe usar medicamentos de marca o un equivalente genérico.

Medicamentos que se obtienen sin receta

Los medicamentos que se obtienen sin receta son los que usted puede obtener en la farmacia local sin una receta. Éstos incluyen aspirina, remedios para el resfriado, pastillas para los dolores, como las molestias menstruales, y cremas para las erupciones. Algunos medicamentos pueden reaccionar con otros. Y debido a los cambios en el cuerpo al avanzar la edad, ciertos medicamentos lo afectan en forma diferente que cuando era más joven. Los descongestionantes, por ejemplo, pueden hacer que la gente esté tan confusa que se piense que está empezando a sufrir enfermedad de Alzheimer.

¿Fluye la fuente de la juventud por una aguja?

Por dentro puede sentirse de 25 años, pero el cuerpo le sigue recordando que no es así. Se cansa fácilmente. Las rodillas le duelen. Y la única parte de usted que está adelgazando es el cabello. Piensa usted respecto a esos productos antienvejecimiento que ha visto anunciados. ¿Pueden realmente hacer que el Padre Tiempo haga un cambio radical?

Un tratamiento experimental antienvejecimiento que se está volviendo más popular involucra la hormona de crecimiento humana producida sintéticamente (HGH). La glándula hipófisis produce HGH, que fortalece el músculo y hueso y es responsable de los brotes de crecimiento de los niños. La hormona disminuye después de la adolescencia.

En los últimos 35 años, los médicos han estado prescribiendo inyecciones de HGH para los niños que son desusualmente bajos de estatura (debido a un trastorno de la glándula hipófisis) y para los adultos cuyo cuerpo produce tan poca hormona que sufren de envejecimiento prematuro y otros problemas físicos.

Aunque no es práctica convencional, algunos médicos están utilizando ahora HGH fuera de indicación para ayudar a la gente a combatir el proceso natural de envejecimiento. Algunos usuarios de HGH de alto perfil, incluyendo celebridades, sostienen que la hormona quema grasa y disminuye el peso, fortalece el músculo y la densidad ósea, mejora la visión, suaviza la piel, da más cuerpo al cabello, aumenta la memoria y renueva la energía y vitalidad sexual.

La hormona es costosa. Disponible únicamente con prescripción, las inyecciones pueden costar más de 1,000 dólares al mes y generalmente no las cubre ningún seguro.

Además de ser costosa, la HGH tiene posibles efectos secundarios: retención de líquidos, dolor articular, diabetes, presión arterial alta, síndrome del túnel del carpo y crecimiento mamario en los hombres.

Algunos estudios sugieren que la HGH tiene beneficios en contra del envejecimiento, pero estos estudios han sido pequeños. Y la mayoría de los médicos dicen que es demasiado pronto para sacar conclusiones de ellos. El Instituto Nacional del Envejecimiento de Estados Unidos advierte que no hay pruebas de que la HGH pueda prevenir el envejecimiento, pero que sí hay pruebas de que tiene riesgos para la salud. Hasta que se lleven a cabo más estudios, el mejor enfoque es la precaución.

Entre la amplia variedad de medicamentos que se obtienen sin receta están hierbas, suplementos de vitaminas y minerales no sujetos a un control estricto por la Administración de Alimentos y Medicamentos (FDA, por sus siglas en inglés). Por un acta del Congreso de Estados Unidos en 1994, la FDA se liberó de su autoridad para requerir que las compañías farmacéuticas lleven a cabo pruebas costosas para probar la potencia y seguridad de productos etiquetados como suplementos dietéticos. Al pasar esta ley en respuesta a campañas intensas, el Congreso reconoció que los consumidores querían la libertad de decidir si las hierbas y suplementos los ayudarían.

Los estudios clínicos han probado que algunos suplementos son seguros y eficaces. Y la investigación ha eliminado varias hierbas peligrosas. Pero la eficacia y seguridad de muchas otras todavía no se ha establecido. Si usted toma hierbas, vitaminas y otras medicinas que se obtienen sin receta, el médico de cabecera debe saber cuáles son.

Tratamiento alternativo

Algunas veces el tratamiento médico convencional no puede curar el problema, o produce efectos secundarios mayores. Por estas razones, algunas personas buscan lo que los médicos llaman tratamientos alternativos o complementarios. Muchos médicos en nuestro país son reacios a avalar estos tratamientos porque no se sabe lo suficiente de ellos para hacer un juicio. Sin embargo, la evidencia creciente indica que ciertas prácticas médicas alternativas podrían tener un papel en el tratamiento de algunas enfermedades.

Varios tratamientos se usan especialmente entre las personas de edad avanzada.

Acupuntura. La acupuntura, una práctica médica china de 2,500 años de existencia, implica insertar delgadas agujas bajo la piel. Los investigadores dicen que esto estimula la liberación del cuerpo de sustancias químicas que alivian el dolor.

Manipulación articular. Algunos quiroprácticos y osteópatas usan la manipulación articular para aliviar los síntomas de la osteoartritis, afirmando que relaja el tejido alrededor de las articulaciones y mejora la circulación. No es claro si el tratamiento funciona.

Pulseras de cobre. Durante décadas algunos han recomendado usar pulseras de cobre para combatir el dolor de la artritis. La teoría es que mínimas cantidades de cobre pasan a través de la piel y neutralizan los radicales libres, que son moléculas tóxicas que dañan las células.

Usar pulseras de cobre es probablemente inocuo — su único efecto secundario conocido es el cambio de coloración en la piel. La mayoría de los médicos encuentran poca evidencia para recomendar las pulseras de cobre como tratamiento de la artritis porque la investigación científica que apoya su eficacia es escasa.

Otros métodos alternativos comunes. Otros métodos comunes de la medicina alternativa incluyen aromaterapia, veneno de abejas, anillos de oro, tratamientos con hierbas, magnetos, veneno de víboras y suplementos nutricionales. Antes de intentar cualquier terapia alternativa, investíguela. Pida información al médico. Verifique en la biblioteca o consulte una dirección confiable en Internet (como *www.MayoClinic.com o www.nccam.nih.gov*).

Cómo planear el futuro

Nunca es fácil pensar sobre la propia muerte o sobre la posibilidad de no poder comunicarse por estar muy enfermo. De todos modos, prepararse para ambas circunstancias a través de las intrucciones avanzadas es lo que más le conviene a usted y a sus seres queridos. El término *instrucciones avanzadas* se refiere a instrumentos legales que se usan para registrar sus deseos sobre cuánto esfuerzo quiere que se use en su tratamiento médico, en el caso de volverse incapaz de comunicarse. Estas instrucciones incluyen la última voluntad y un poder legal para cuidados de salud.

Ponga todo por escrito. Cada estado tiene sus propias leyes respecto a instrucciones avanzadas. Después de completar los formularios, dé copias a su médico, a la persona designada para tomar decisiones en su nombre y, tal vez, a otros familiares. Es importante asegurarse de que sus instrucciones avanzadas sean accesibles y sean usadas cuando sea necesario.

Última voluntad

Una última voluntad dice al médico cómo quiere usted ser tratado cuando ya no es capaz de comunicarse. Puede indicar al médico si debe usar, no usar o suspender el tratamiento que ayuda a mantenerlo vivo cuando está terminalmente enfermo — como las terminales para descargas eléctricas en el corazón, tratamientos que implican un aparato de respiración y alimentación por sonda. Su última voluntad debe mencionar también sus puntos de vista sobre la donación de órganos.

Los avances médicos y sus puntos de vista respecto a los cuidados médicos están sujetos a cambios. Por lo tanto, una vez que ha planteado una última voluntad, revísela y actualícela periódicamente, y comunique cualquier cambio a los involucrados.

Poder legal para los cuidados de la salud

Además de una última voluntad, puede usted considerar confiar en un pariente o en un amigo cercano con el poder de tomar decisiones médicas por usted cuando no sea capaz de tomarlas por sí mismo. Una última voluntad generalmente está limitada al tratamiento para prolongar la vida, pero un poder legal para los cuidados de la salud cubre situaciones no anticipadas en la última voluntad. Una persona con un poder legal puede tomar decisiones sobre una variedad amplia de aspectos de los cuidados de la salud, como hablar en su representación si sufre un ataque cerebral incapacitante, demencia o coma irreversible.

Si quiere autorizar a alguien con poder legal, escoja a alguien en quien confíe y con quien se sienta a gusto. Él o ella deben entender completamente su filosofía de los cuidados médicos y sus deseos. También puede ser útil, pero no necesario, que la persona viva cerca

¿Quién debe preparar las instrucciones anticipadas?

Cualquier adulto competente de 18 años de edad o más puede preparar una instrucción anticipada. Los menores de 18 años pueden preparar una declaración, pero por ley (en la mayoría de circunstancias), los padres o el que proporciona los cuidados de la salud no están obligados a aceptarla.

Usted no está obligado a preparar una instrucción anticipada. No necesita una instrucción anticipada para recibir cuidados de la salud. Sin embargo, si está convencido de lo que quiere que se haga en determinadas circunstancias médicas o a quién llamar para que decida por usted, una instrucción anticipada es una buena idea.

El personal médico debe seguir sus instrucciones anticipadas en el mayor grado posible, compatible con una práctica médica estándar razonable. Ese estándar se refiere a la responsabilidad que el médico tiene para determinar cuál tratamiento, si lo hay, es apropiado.

de usted. Hable con la persona que escoge respecto a la clase de tratamiento que usted quisiera o no quisiera en situaciones específicas. Dé copias de su poder legal y de la última voluntad a sus seres queridos y a su médico de cabecera.

Incluso si usted decide en contra de un poder legal formal, por lo menos hable con su familia y con sus amigos respecto a lo que prefiere respecto al manejo de los cuidados de su salud. Escogiendo a alguien ahora, evita usted la posibilidad de tener a un extraño nombrado para este papel en la corte.

Considere la donación de órganos

Todos los días hay personas que reciben un trasplante de órganos. Pero hay otras personas en la lista de espera que mueren porque no hay suficiente gente que done órganos. Actualmente, unas 60,000 personas esperan órganos para salvar su vida. Desafortunadamente, sólo unos 6,000 órganos se recuperan después de la muerte de los donadores cada año. Cientos de miles de personas más están esperando un trasplante que mejore su vida, como los que restablecen la vista o reemplazan la piel quemada.

Usted puede donar órganos: corazón, riñones, páncreas, pulmones, hígado e intestinos. Y puede donar tejidos: córnea, piel, médula ósea, válvulas cardiacas, huesos y tejido conectivo.

No hay límite de edad. Los recién nacidos y los adultos de edad avanzada han sido donadores. El factor para decidir es la salud del órgano o tejido, no la edad del donador. La donación no desfigura su cuerpo o interfiere con un funeral convencional.

Para ser donador, indique su intención en su licencia para conducir, en su última voluntad o portando siempre una tarjeta de donador. Asegúrese de comunicarlo a su familia, puesto que a menudo se requiere un miembro de la familia para firmar la forma de consentimiento. Para una tarjeta de donador, contacte al Centro Nacional de Trasplantes (en México).

Al ser donador, tal vez el dolor que sienten sus seres queridos por su pérdida se alivie un poco sabiendo que en su último acto ayudó usted a otros que tienen una gran necesidad.

Considere la autopsia

Una autopsia es un examen detallado del cuerpo para determinar la causa de la muerte. Hace cincuenta años aproximadamente en la mitad de la gente que moría en los hospitales se practicaba la autopsia. Gran parte de lo que los médicos saben respecto a las enfermedades se descubrió o se confirmó a través de las autopsias. Desafortunadamente, en menos de 10 por ciento de la gente que muere en los hospitales actualmente se practican autopsias. La familia considera a menudo una autopsia como denigrante. Y sin embargo, el procedimiento generalmente tarda una a tres horas y no afecta los planes de funerales convencionales.

Hay varias razones para considerar una autopsia.

Trastornos hereditarios. Durante una autopsia, el médico puede encontrar algo que puede alertar a sus familiares sobre problemas genéticos que pueden haber heredado y les permite protegerse de ellos.

Tranquilidad emocional. Algunos familiares pueden haber sentido que podían haber hecho algo más para evitar su muerte. En el caso de un ataque cardiaco mortal, podrían culparse por no insistir en que disminuyera sus actividades. Pero una autopsia podría revelar una enfermedad cardiaca que hubiera terminado con su vida en cualquier momento.

Arreglos del seguro. Saber la causa de la muerte puede ayudar a resolver disputas que afectan los beneficios del seguro que su familia recibe.

Ayuda a la ciencia médica. La comunidad médica aprende de las autopsias. La conexión entre el tabaquismo y el cáncer pulmonar, por ejemplo, se confirmó con autopsias. La información ayuda a valorar el tratamiento y proporciona datos estadísticos que influyen sobre los recursos que destina el gobierno para la atención de la salud. Una autopsia es una forma para usted, en la muerte, de ayudar a los vivos.

Planes de funerales

El costo de un funeral tradicional y el entierro puede costar varios miles de pesos o más (la cremación es menos costosa). Esto hace que sea una de las compras más costosas que enfrentan los adultos de edad avanzada.

Por esta razón cada vez más personas están apartando dinero para cubrir los gastos, o están haciendo contratos con funerarias y prepagando paquetes funerales. Por ejemplo, en Estados Unidos, casi uno de cada tres adultos mayores de 50 años ha prepagado parte o todos los gastos de su funeral.

Cualquier enfoque es una buena idea porque quita una tremenda presión de sus seres queridos cuando lo último que necesitan es una preocupación de miles de pesos.

Si decide adquirir un paquete funerario — sea sólo un lote en el cementerio o un paquete entero que incluye también el ataúd, la cripta y los servicios — es buena idea investigar un poco. No hay nada malo en seleccionar una funeraria o un cementerio de acuerdo a la localización y reputación. Pero si examina únicamente un lugar, puede pagar demasiado. Llame o visite por lo menos dos funerarias y cementerios.

Si adquiere un paquete, asegúrese que incluye los precios por el ataúd y el contenedor externo del entierro (a menudo requerido por los cementerios para evitar que se hunda la tierra), así como los servicios generales de la funeraria:

- Consulta inicial
- Copias de certificado de defunción, puesto que puede requerirse más de una docena para arreglar asuntos como los seguros, la seguridad social y los beneficios de la pensión
- Transportación del cuerpo a la funeraria y luego al sitio del entierro
- Preparación del cuerpo para el entierro
- Uso de instalaciones para visitas o una ceremonia memorial
- Otras opciones, como flores, música o preparar los avisos en el obituario

Es difícil pensar en estas cosas estando todavía sano. Es más difícil todavía apartar el dinero necesario. Pero si lo hace, sus seres queridos sabrán que lo hizo por ellos.

Capítulo 6

Papeles y relaciones

Mensajes para llevar a casa

- No trate de hacer las cosas solo.
- Las circunstancias cambian. Adáptese a ellas.
- Conozca cómo ayudar a otros.

Desde la primera respiración en la tierra hasta la última, usted está involucrado continuamente en relaciones. Usted nace de sus padres y probablemente viva con sus hermanos, que lo unen a su familia de origen. Adquiere amigos en la infancia, luego tal vez una esposa. Puede ser que tenga hijos y forme una nueva familia con su propia dinámica, idiosincrasia y tradiciones.

Las buenas relaciones lo nutren en todas las etapas de la vida. En ellas encuentra aliento en los tiempos difíciles, ánimo cuando las cosas se ponen difíciles, y alegría en las experiencias compartidas. Se divierte con otros, pero también sabe que las relaciones leales vienen con la voluntad de ofrecer los hombros para llorar. Si es listo y tiene suerte, acumulará alianzas que le darán — y le permitirán dar — aliento, mientras que se sacude las que no lo hacen. Estas relaciones son su red de seguridad.

Al avanzar la edad, las conexiones seguras se vuelven todavía más importantes. Los estudios muestran que si tiene pocas relaciones o sólo relaciones deficientes, el riesgo de muerte es dos a cuatro veces mayor que en los que se han rodeado de mucha gente que los quiere y a la que quieren — independientemente de la edad, raza y hábitos personales. De hecho, tener un grupo fiable de amigos y familiares es uno de los indicadores más confiables de longevidad.

No se puede criticar el consuelo que viene de las buenas relaciones. Como la novelista estadounidense Pearl S. Buck escribió, "La persona que trata de vivir sola no tiene éxito como ser humano. Su corazón se marchita si no responde a otro corazón. Su mente se encoge si escucha únicamente los ecos de sus propios pensamientos y no encuentra otra inspiración".

Pero una vida plena con la gente que lo quiere tiene sus aspectos prácticos también. Considere cómo puede beneficiarlo una red social de familiares y de amigos, especialmente al avanzar en edad:

- Los amigos y familiares hacen más fácil para usted dar y recibir afecto, que refuerza el sistema inmunológico y puede mantenerlo más sano.

- Tiene mayor probabilidad de buscar atención médica pronto cuando tiene amigos y familiares que le recuerdan ir al médico o que lo llevan con él.

- Es más apto para involucrarse en comportamientos saludables cuando se rodea de una red social de personas con ideas semejantes con las que podría, por ejemplo, iniciar un programa de ejercicio o dejar de fumar juntos.

- Puede obtener ayuda en aspectos prácticos, desde cuestiones económicas a podar un árbol o seleccionar el médico apropiado.

- Puede mejorar ciertas tareas mentales usando la mente en todo, desde juegos hasta conversaciones.

En este capítulo veremos que mantener buenas relaciones puede ser una de las mejores maneras de vivir una vida larga y saludable. Discutiremos también cómo cambian los papeles y las relaciones con el tiempo: cómo puede cuidar a sus seres queridos que avanzan en edad, y luego cambiar a que lo cuiden a usted. También veremos el papel de los que proporcionan los cuidados de la salud, lo que significa ser uno de ellos, y cómo esto está cambiando también.

Cómo mantenerse en contacto

Las familias acostumbraban estar fuertemente unidas. Los abuelos vivían cerca de sus nietos y estaban ahí para proporcionar innumerables oportunidades para aprender y descubrir, no digamos para ayudar a las generaciones intermedias con el cuidado de los niños. Algunas veces se iban a vivir con sus hijos, creando casas con tres generaciones bajo el mismo techo. Aunque estas condiciones de vida pueden causar sus propias tensiones, los estudios han mostrado que vivir con una familia extendida aumenta la longevidad.

De hecho, la falta de relaciones sociales puede ser un riesgo mayor para la salud, poniéndolo en el mismo nivel que alguien que tiene la presión arterial alta, que fuma o que no practica ejercicio. Muchas personas no viven ni siquiera en el mismo estado en que nacieron. Y las generaciones raras veces comparten una casa ahora. En 1960, por ejemplo, 40 por ciento de la gente de 65 años vivía con un hijo adulto. Hacia 1999, el número había disminuido a 4 por ciento. Los hermanos se dispersan en todas direcciones, se casan y forman familias que se encuentran lejos unas de otras. En lugar de apoyar a sus parientes en formas prácticas diariamente, se confía a menudo en las guarderías, los vecinos y los compañeros de trabajo.

En cuanto a los amigos, la mayoría de la gente no permanece en un lugar mucho tiempo. Los amigos de la infancia se quedan atrás o se van en diversas direcciones. De hecho, la Oficina del Censo de EUA informa que la persona promedio se cambia 11 veces durante su vida — y muchos se cambian muchas veces más.

Si esto describe su situación, no puede esperar hasta que los hijos sean adultos, muera un cónyuge o llegue a la jubilación para buscar su sistema de apoyo. Su sistema de apoyo disminuirá inevitablemente al avanzar en edad. Por eso es importante mantenerlo actualizado al avanzar en la vida, agregando nuevos amigos cuando otros parten. "Si un hombre no hace nuevas amistades al avanzar por la vida, encontrará pronto que se ha quedado solo", dijo el escritor inglés Samuel Johnson. "Uno debe mantener sus amistades en constante reparación".

Club del desayuno

Soy uno de los muchachos de Gloria. Gloria es la jefa de meseras de la Cafetería del Centro. Antes, era un verdadero problema con mi esposa, Dora. No a propósito. Es sólo que después que me retiré de la compañía de acero, tras 40 años de trabajar en ventas, estaba en casa mucho tiempo y fastidiaba a mi esposa. No me sentía contento sin nada que hacer y ningún amigo a mi alrededor. La mayoría de mis amigos eran conocidos del trabajo. Una vez retirado, traté de seguir en contacto con un par de ellos, pero creo que el trabajo era el pegamento que había mantenido nuestra amistad.

Paco, un tipo con el que hacía pareja para jugar en el campo de golf público, me invitó a tomar un café con él y otros compañeros en la Cafetería del Centro. Eso fue hace cuatro años. Desde entonces, trato de ir por lo menos tres veces por semana.

Somos los regulares en la mesa de la esquina frente a la ventana en donde se pueden ver pasar las chicas guapas. ¿Dije eso? Algunas veces sólo somos tres o cuatro. Otras veces estamos apretados ocho o nueve en la mesa. Gloria nos sirve café y nos da la lata. Dice cosas como, "¿Por qué no consiguen trabajo, vagos?". Todos nos reímos y le decimos que extrañaríamos su café malo. Todos tenemos nuestras tazas que dicen "Los Muchachos de Gloria", que se cuelgan en ganchos cerca de nuestra mesa.

Todos los días solucionamos los problemas del mundo, si el mundo nos escuchara. Todos nos platicamos los "sabías que...", por mera diversión, aunque le decimos a Juan un poco serios que está bebiendo demasiado. Él dice que lo hemos ayudado a detenerse. Estuvimos ahí con Beto, también, cuando su esposa murió. Y estuvimos ahí para ayudar a Ray para pensar qué hacer con su hijo descarriado. En casa, Dora y yo nos llevamos mejor porque tengo una vida de nuevo.

Vendedor — Chicago, Ill.

Puntos para ponderar

- Busque amigos y actividades fuera del trabajo.
- Unos cuantos buenos amigos mantienen nuestro ánimo elevado y son un tónico para los problemas de la vida diaria.
- Haga nuevos amigos durante su vida.

Conexiones inteligentes

¿Cómo es usted respecto a hacer amistades? Para empezar, intente conocer gente. Si es parte de una comunidad de fe, busque oportunidades para presentarse con los nuevos. Involucrarse en una comunidad espiritual proporciona a menudo amistades, así como los beneficios mentales y emocionales que vienen de recurrir a un poder más alto. Considere una reunión regular el viernes por la noche para cenar varias parejas que pueden disfrutar su compañía. Preséntese a nuevos compañeros de trabajo, especialmente a aquellos cuya experiencia en la vida y edad pueden ser diferentes de las suyas. Puede encontrar también sostén social uniéndose a un grupo que comparte un interés común, como el jardín, el baile o la baraja.

Haga un esfuerzo especial para seguir en contacto con sus amigos de la infancia. Éstas son personas que comparten un pasado con usted, aunque no tienen ya intereses o trabajo en común. Trate a sus familiares como amigos también, enviándoles notas y manteniéndose al día en sus ocasiones especiales. Con la proliferación de Internet, es posible ahora conectarse regularmente con amigos y familiares por el correo electrónico — y usar los tableros de mensajes, los grupos de *chat* y los grupos de Usenet para localizar nuevas compañías con intereses mutuos. En estos días, existen incluso aparatos llamados recursos de información, que proporcionan acceso a Internet y son tan fáciles de usar como el teléfono.

También está ofrecerse de voluntario. Los estudios de adultos de edad avanzada muestran que los que están dispuestos a dar a los demás son más sanos, mejor ajustados y menos solitarios que los que no lo hacen. Hasta ahora muchas personas de edad avanzada no han utilizado este recurso en gran número. Aunque 70 por ciento de las personas de edad avanzada actualmente ofrecen algún tipo de ayuda informal a amigos y parientes, dos de cada tres no hacen ningún trabajo como voluntarios. Los voluntarios más activos contribuyen con menos de 4 horas por semana.

Sea que pase el tiempo con viejos amigos, familiares o gente que tiene necesidades, todo se reduce a crear un círculo de amor. Estando con otros, e incluso cuidando a otros, mejora la integración social y la autoestima — no sólo de usted, sino de todos los involucrados. Cuando lleva a sus nietos al zoológico o acompaña a su padre al médico, les ha aligerado su vida y ha mejorado su propia situación para el futuro también. En la misma forma, cuando proporciona alimentos a la gente pobre o ayuda a alguien a aprender a leer, ha hecho también un favor a su propia salud y bienestar general.

Dé algo de sí mismo

Ofrecerse de voluntario puede ser una buena forma de devolver a su comunidad — y también beneficia su propia vida y longevidad. Todos tenemos dones (habilidades) para compartir. Pero, ¿quién necesita más su ayuda? Puede usted encontrar oportunidades en casi todas las poblaciones. Examine la sección del gobierno de su directorio telefónico local en busca de nombres y direcciones. Además, la mayoría de las iglesias y escuelas aceptan con gusto cualquier ayuda que les quiera ofrecer.

Las cosas cambian

Con el tiempo, las relaciones evolucionan naturalmente. Al avanzar en la vida se encuentra asumiendo nuevos roles, desde ser un adolescente sin regias que ignora la hora de volver a casa hasta llevar a sus padres que envejecen a reuniones en la noche; desde jugar béisbol con sus propios hijos hasta dejarlos ahora que le ayuden a cortar el pasto. Es un cambio natural que viene con años de experiencia y una mezcla de amor y obligación.

Cuando las expectativas de la vida empezaron a aumentar de manera importante en el siglo pasado, se creó otra transformación en el mundo de las relaciones. Las familias de cuatro generaciones empezaron a proliferar, dándonos bisabuelos mucho más sanos y activos que en cualquier tiempo de la historia. Por primera vez, innumerables mujeres podían reunirse para la fotografía con sus madres, hijas *y* nietas.

Pero la gente no permanece sana y activa siempre. Debido a que la ciencia ha avanzado mucho en la prevención y tratamiento de muchas enfermedades que acortan la vida pero no ha resuelto muchas enfermedades crónicas, la persona típica pasa más tiempo enferma al final de su vida que antes. Ahora, en lugar de retirarse a una vida de distracción, mucha gente a los 60 años cuidará a sus padres ancianos a diferencia de una generación anterior que no había vivido tanto.

Si usted es una persona promedio, es probable que pase más años cuidando a sus padres o abuelos que envejecen que cuidando a sus hijos. Y, aunque no lo crea, sus hijos pasarán más años estando al pendiente de sus necesidades que lo que usted hizo con ellos. Piense en eso. Esto es único en la historia.

Conexiones deseables

La persona promedio que proporciona los cuidados de la salud es una mujer — y también es la madre la que sobrevive. Qué ironía, entonces, que las relaciones entre madre e hija sean de las más complicadas que tenemos.

Sin embargo, Karen Fingerman, Ph.D., autora de *Madres que envejecen y sus hijas adultas: Estudio de emociones mixtas*, cree que la relación de una mujer con su madre o su hija es uno de los recursos más grandes. "Tiene usted una gran relación con alguien que ha invertido en usted", dice.

Si usted es mujer con una madre o una hija, aquí están algunas sugerencias para hacer que el tiempo juntas sea memorable y para mejorar su relación:

- Vea las fotografías del álbum de antaño y pida a su madre que identifique a la gente que se encuentra en ellas.
- Escuche a su madre contarle las historias del pasado. Son su historia también. Grabe las historias en cintas de audio o video. Una vez que se haya ido, nunca volverá a tener esta oportunidad.
- Platique con su madre respecto a la vida diaria, pero no se queje y ya no espere que ella resuelva sus problemas.
- Preparen una receta familiar antigua juntas.
- Planten un jardín.
- Tomen clases o únanse a un club del libro juntas.
- Viajen juntas.
- Hagan un jarrito de recuerdos. Escriba un recuerdo de su madre o de su hija todos los día y póngalo en un recipiente. Al final del año, preséntelo a la otra.
- Envíe flores a su madre en el cumpleaños de usted. También es día de ella.

La ecuación del cariño

En estos días, más de 22 millones de personas que viven en su casa proporcionan algún tipo de cuidados a sus parientes que envejecen, una cifra que se ha triplicado en los últimos 10 años. Pero muchos de ellos han empezado a contratar ayuda profesional también. Entre 1982 y 1994, el porcentaje de personas de edad avanzada que reciben cuidados informales (definidos como cuidados proporcionados por familiares que no reciben retribución monetaria) disminuyó de 74 por ciento a 64 por ciento, mientras que el uso de cuidados formales e informales combinados aumentó de 21 por ciento a 28 por ciento).

Parte de la razón puede deberse a un efecto de *sandwich*, ya que la gente trata de cuidar simultáneamente a sus padres y a sus hijos — a menudo mientras siguen trabajando. Las palabras "proveedor *sandwich*" o "generación *sandwich*" describen a las personas atrapadas ente las necesidades de sus hijos muy pequeños y de sus padres que envejecen. Pero con la mayor esperanza de vida, muchas personas que cuidan a sus padres que envejecen son también ellos mismos de edad avanzada, con hijos que han crecido o están en la universidad. El *sandwich* no es menos real, porque esto significa que usted pasa gran parte de su vida adulta atendiendo las necesidades de los demás y no las suyas.

El proveedor *sandwich* promedio es una mujer entre 45 y 55 años de edad que trabaja de tiempo completo y luego pasa otras 18 horas cuidando a uno de sus padres, más frecuentemente a su madre. Pero todos los residentes de la casa pueden estar involucrados en la ayuda: casi una cuarta parte de los hogares que atienden a un familiar de edad avanzada proporcionan por lo menos 40 horas cada semana de cuidados informales, no pagados. Las estadísticas son especialmente sorprendentes a la luz de la distancia geográfica entre muchos padres que envejecen y sus hijos adultos.

Cuando usted considera lo que valen estos cuidados, es sorprendente que no se disponga de más recursos para ayudar a las familias a atender a sus familiares. Aproximadamente 20 a 30 por ciento de la gente que trabaja cuida a sus parientes mayores, un costo entre 11,400 y 28,000 millones de dólares al año, de acuerdo a una encuesta de la Compañía Metropolitana de Seguros de Vida. La Administración del Envejecimiento de EUA calcula que si el trabajo de los que proporcionan cuidados tuviera que ser reemplazado por personal pagado, el costo estimado oscilaría entre 45,000 y 95,000 millones de dólares al año.

Por supuesto, usted cuida a sus padres porque es lo correcto, porque usted quiere pagarles el tiempo, la energía y el dinero que invirtieron para educarlo. Pero hay otro elemento también: la forma en que usted trata a sus padres en su tiempo de necesidad proporciona a sus hijos una idea de cómo deben tratarlo a usted algún día. "Al cuidar a nuestros padres, enseñamos a nuestros hijos a cuidarnos", escribió Mary Bray Pipher en 1999 en su libro, *Otro país: Navegando a través del terreno emocional de nuestros ancianos*". "Al ver a nuestros padres envejecer, aprendemos a envejecer con ánimo y dignidad. Si los años se manejan bien, el viejo y el joven pueden ayudarse mutuamente a crecer".

Las realidades del cuidado en el hogar

¿Quién cuida a los familiares y amigos — y cómo lo hacen? La Encuesta de los Cuidados de Largo Plazo del Instituto Nacional del Envejecimiento en Estados Unidos reveló estos hechos:

- La mitad de los que proporcionan los cuidados son de edad avanzada también.

- Aunque proporcionar cuidados a una persona de edad avanzada con incapacidades puede ser físicamente demandante, un tercio de todos los que proporcionan los cuidados describen su propia salud como regular o mala.

- Los que proporcionan los cuidados pasan un promedio de 20 horas por semana en los cuidados de individuos mayores e incluso más tiempo cuando esa persona tiene múltiples discapacidades.

- Debido a que proporcionar cuidados es una experiencia emocionalmente agotadora, los que proporcionan los cuidados tienen una tasa elevada de depresión, agotamiento y fatiga en comparación con la población general.

- Casi un tercio de todos los que proporcionan los cuidados equilibran el empleo con las responsabilidades de los cuidados. De este grupo, dos tercios refieren conflictos cuando se trata de hacer cambios en los horarios de su trabajo, trabajar menos horas de lo normal o ausentarse sin recibir salario.

Cuando usted es el que proporciona los cuidados

La mayoría de las familias no se parecen al clan ideal de la TV de los años 1950, con ropa cuidadosamente planchada, modales impecables e intercambios consistentemente amorosos. Pero durante los tiempos difíciles, como cuando mamá y papá envejecen y necesitan cuidados, a menudo nos encontramos deseando que pudiéramos ser un poco más como *Papá lo sabe todo*.

La responsabilidad de asegurar que los padres van al médico o toman sus medicamentos habitualmente recae en los hijos adultos que no se alejaron. Esto, a su vez, genera habitualmente una relación nueva más íntima con los padres que los hermanos distantes no pueden compartir. Como Lillian S. Hawthorne escribe en 1998 en su libro, *Toques finales*, "Yo era la que proporcionaba los cuidados porque estaba cerca, mientras mi hermana que vivía lejos venía a visitarnos dos veces al año. Yo envidiaba que mi hermana estuviera exenta de las urgencias, del pánico de las llamadas telefónicas, de las reuniones sociales canceladas y de las vacaciones difíciles que pasaba con nuestros padres".

Sin embargo Hawthorne llegó a comprender que su papel era, de hecho, más fácil. "Ella (mi hermana) tenía menos molestias, pero también era menos necesaria; quedó fuera de los problemas de mis padres, pero también, en gran parte, fuera de su vida".

Si es usted un hermano cercano o distante, indudablemente tendrá que implicarse con el proceso de envejecimiento de sus padres en alguna forma. Si vive en la misma ciudad, puede encontrarse manejando los cuidados de la vida diaria, con resentimiento de sus hermanos que no pueden, o no le dan la mano. Si ha hecho su casa muy lejos, puede salir de las tareas de rutina, pero tendrá que manejar su propia culpa — y la tentación de ofrecer consejos no solicitados a un hermano o a un padre que pueden estar haciendo el trabajo.

Al grano

Digamos que nuestros padres viven a unos cuantos kilómetros de distancia. Se están haciendo viejos: papá no puede recordar nada, y mamá se pasa el día sentada. No necesitan cambiarse con usted — todavía — pero requieren un creciente nivel de ayuda, ¿Cómo puede compartir los cuidados con su esposa, niños y hermanos y hermanas distantes?

Los expertos insisten en que éste es el tiempo perfecto para delegar. Haga una lista de todas las tareas en que necesitan ayuda mamá y papá, y luego involucre a los miembros de la familia en algunas de ellas. Es posible que sus hijos puedan hacer el trabajo del jardín o cocinar alimentos para ellos anticipadamente. Tal vez su esposa pueda ofrecer hacerles el inventario de su casa o ayudarlos a tener sus

Cómo manejar los cuidados de la salud

Si usted proporciona cuidados a sus padres que envejecen, a su esposa o a otro pariente mayor, probablemente se sienta agobiado, tanto en tiempo como en energía. Aquí están algunas sugerencias para todos los que proporcionan cuidados:

- Encárguese de cuidar su propia vida. No deje que la enfermedad o incapacidad de su ser querido sea siempre su primera prioridad.
- Está haciendo un trabajo difícil. Tome algún tiempo de calidad para usted.
- Acepte los ofrecimientos de ayuda, luego sugiera cosas específicas que pueden hacerse.
- El conocimiento es poder. Conozca lo más posible sobre el problema de su ser querido.
- No tiene que hacer todo. Busque formas de promover la independencia de su familiar. Considere lugares que cuidan adultos durante el día o cuidados sustitutos para su ser querido.
- Confíe en sus instintos. La mayoría de las veces tendrá usted la razón.
- Llore sus pérdidas, y después permítase volver a tener nuevos sueños.
- Vigile los signos de depresión en usted (por ejemplo, pérdida de apetito, llanto sin explicación, falta de sueño). No posponga obtener ayuda profesional cuando la necesita.
- Busque apoyo de otros que proporcionan cuidados. Hay fuerza en saber que no es el único.
- Practique ejercicio, duerma, vigile lo que come, acuda regularmente a sus exámenes médicos.

El día que tomé las llaves de papá

Mi padre compraba un Cadillac negro nuevo cada tres años. Era su única extravagancia. Era presidente del banco de una pequeña población y era muy estimado. Empezó a trabajar ahí cuando tenía 12 años puliendo escupideras. Papá era un hombre pequeño, su cabeza apenas sobresalía del enorme volante de los automóviles que conducía.

Desde que yo era chico, le gustaba llevarnos a mamá, a mi hermana y a mí en automóvil a Newton el domingo para almorzar después de la iglesia. Tengo fotografías de papá muy serio y orgulloso al lado de cada Caddy que tuvo. Hay una fotografía mía cuando empezaba a caminar, en su regazo detrás del volante. Está sonriendo esa vez. Aprendí a conducir en su Seville 1962. Me prestó el modelo 1965 para la graduación de la secundaria. Papá se enojó conmigo por pararme en el cofre y tocar mi clarinete mientras un amigo conducía lentamente por la calle Front. (Papá nunca tuvo un gran sentido del humor.)

Después que murió mamá, papá nunca volvió a ser el mismo. Yo vivía en un estado cercano, por lo que no estaba seguro si era sólo depresión o si no tomar su medicamento para la diabetes era parte del problema. Luego tuvo un par de embolias cerebrales pequeñas. Los médicos dijeron que no tenía daño permanente, pero a mí me parecía diferente. Nos llamaron una noche borrascosa en diciembre los vecinos que vivían cerca de papá. Había estado caminando de casa en casa en el frío y la oscuridad, preguntando a los vecinos si habían visto a Laura — mi mamá.

En una visita a casa, me llevó a Newton en su Broughan 1995. Tomamos la carretera interestatal, que él prefería desde que fué construída hacia el final de la década de 1960. El límite de velocidad era 70, pero iba a 80. Se iba de un carril a otro. Un par de veces viró bruscamente en el acotamiento de grava. Lo estuve mirando y podía estar seguro que ni siquiera se daba cuenta que estaba pasando de un carril al otro y que iba a exceso de velocidad.

Antes de ir a casa, tuve una plática en serio con papá respecto a no conducir más. Su ama de llaves, Marcia, me había dicho que ella podía hacer las compras. Uno de los compañeros de póquer de papá, Guillermo, se ofreció voluntariamente a llevarlo a donde quisiera ir. Papá no escuchaba. De hecho se volvió hostil. Por lo tanto dejé el tema y me fui a casa. Gran error de mi parte. ¿Y si atropellaba a algún niño?

Seguimos recibiendo llamadas de Marcia y los vecinos de papá. Un día al retroceder golpeó los botes de basura de los López. La semana pasada, el oficial Pérez detuvo a papá por pasar una señal de alto en las vías del ferrocarril. El lado derecho del carro tiene una larga rayadura. Nadie sabe cómo llegó ahí, pero un amigo de Guillermo dijo que había una raya sospechosa de pintura negra en un guardavías de acero detrás de la Farmacia Weirick.

Volví a visitarlo el viernes, y hacia el sábado en la tarde, era claro lo que yo tenía que hacer. Me juré a mí mismo que debía reunir la energía para hacerlo. Llevé a papá a comer el domingo al mediodía, igual que lo habíamos hecho cuando estaba creciendo. Él insistió en conducir, por supuesto, por lo que sugerí que comiéramos en el pueblo en lugar de conducir a Newton. En cuanto regresamos a su casa y apagó el motor, tomé las llaves. Nuestras manos estaban sobre ellas. Él sabía lo que yo estaba haciendo y trató de quitármelas. "Papá, ya es tiempo", dije. "Tienes a Marcia y Guillermo y la mitad de la población preocupada. Por favor, hazlo por nosotros".

Esperaba una pelea. En lugar de ella, sólo me miró y dijo algo con brusquedad para salvar las apariencias, "Tómalas, si así dejas de molestarme, pero si Guillermo o Marcia no están cuando quiera ir a algún lugar, ten la seguridad de que voy a conducir".

"Es un trato", le dije, sabiendo que nunca volvería a ver la llaves. "Vamos a estrecharnos las manos".

Hijo preocupado — Marshalltown, Iowa

Puntos para ponderar

- Siempre seremos niños para nuestros padres, pero llega un tiempo en que los papeles de proporcionar cuidados se cambian.
- Pregunte a sus hijos adultos qué problemas ven cuando usted conduce.
- Aprenda a aceptar la ayuda de los hijos adultos y de los amigos.
- Reconociendo sus limitaciones, evita accidentes trágicos.

finanzas en orden. Incluso los hermanos distantes pueden ayudar llamando a sus padres todas las mañanas o noches, para recordarles que tomen sus medicamentos o nada más para saludar. Con los teléfonos e Internet, es mucho más fácil seguir conectado.

Por supuesto, si se vuelven más discapacitados, la necesidad de ayuda aumenta. Su madre físicamente incapacitada puede caerse y romperse la cadera, lo que significa que está en la cama en lugar de estar ahí para recordar a su padre apagar la estufa o el motor del automóvil. Si esta falta de memoria evoluciona a algo más serio — enfermedad de Alzheimer, por ejemplo — papá puede empezar a vagar sin compañía en las calles. ¿Qué entonces?

Si no estuviera usted hablando ya con sus hermanos de lo que mamá y papá necesitan, éste podría ser el momento de empezar. Los niños que peleaban sobre a quién le tocaba lavar los platos o sacar la basura pueden no ser capaces de tomar decisiones sin discutir. Sin embargo, lo importante de recordar es que usted quiere proporcionar a sus padres todo el amor y compasión posibles — incluso si no tiene ayuda de sus hermano o hermanas. Después de que sus padres mueran, usted pensará si hizo lo correcto, si hizo todo lo que podía. Encontrará mucha más tranquilidad en poder contestar que sí con certidumbre.

Desde la distancia

¿Pero que hacer si usted es uno de los hermanos o la hija o el hijo que viven en otra ciudad o estado? Hay formas de ayudar o apoyar desde lejos, que ayudan a aliviar algo de la culpa que puede sentir por no estar ahí todo el tiempo. Por ejemplo:

Llame regularmente. Hágase una rutina para llamar a su madre, hermana o algún otro pariente que está cuidando a su padre que envejece. Sugiera tareas que podría usted hacer desde la distancia, como reparaciones, investigaciones de planes médicos o buscar reemplazantes. Además, hable regularmente con su padre que envejece. Su llamada telefónica puede ser la mejor medicina que reciba.

Visítelos a menudo. Trate de ir a casa tan a menudo como sea posible. Si está pensando en visitarlos, hágalo. Es difícil saber lo que está pasando si no está usted ahí y lo ve personalmente. Su pariente que los cuida, así como su padre que envejece, apreciarán su ayuda y apoyo.

No cuestione inmediatamente las decisiones del que proporciona los cuidados. El hermano o esposa que están cuidándolo diariamente generalmente están en la mejor posición de saber cuándo debe consultarse al médico o qué tan a menudo papá debe levantarse de la cama. Intente no ofrecer opciones que pueden estar basadas en información limitada y que sólo causan disgusto al que proporciona los cuidados. Escuche. No juzgue. Pero esté listo para intervenir si ve algo que obviamente está mal.

Cómo valorar sus necesidades

¿Cómo saber qué tanta ayuda ofrecer a sus padres? Después de todo, no quiere proporcionar una enorme cantidad de alimentos preparados si son capaces de cocinar ellos mismos. Puede ayudar recordar que aproximadamente 10 por ciento de los que tienen 72 años necesitan alguna ayuda en las actividades básicas de la vida diaria, como ir de compras, dar recados o cocinar. Ese porcentaje se duplica

---

Preocupaciones de quienes proporcionan los cuidados

Cuando la Asociación Nacional de Proveedores de Cuidados para la Familia hizo una encuesta entre sus miembros, encontró que muchos estaban agotados. Entre otra información que el grupo descubrió está lo siguiente:

Emociones predominantes del que proporciona los cuidados	
Frustración	67 por ciento
Compasión	37 por ciento
Tristeza	36 por ciento
Ansiedad	35 por ciento
Dificultades para proporcionar los cuidados	
Falta de ayuda consistente de otros familiares	76 por ciento
Sensación de aislamiento y falta de comprensión de los demás	43 por ciento
Tener la responsabilidad de tomar decisiones mayores en la vida para sus seres queridos	33 por ciento
Falta de tiempo personal y de descanso	36 por ciento

aproximadamente cada cinco años. A los 77 años, 20 por ciento necesitan alguna ayuda, mientras que a los 85 años, la mitad requieren alguna forma de ayuda.

Podría usted querer también verlo en esta forma: divida las actividades rutinarias de la vida diaria en dos grupos, personales y no personales, para valorar lo que sus padres pueden necesitar. ¿Pueden ellos manejar sus cuidados no personales, como preparar alimentos, ir de compras, pagar recibos, usar el teléfono, limpiar la casa y leer? Estas tareas son más fáciles de realizar para otros, pero una vez que usted está haciendo un número suficiente de ellas, es posible que empiece a considerar que sus padres son dependientes. Cuando ellos no pueden manejar las necesidades personales, como vestirse, bañarse, alimentarse, ir al baño, cambiarse de la cama a una silla y caminar, entonces probablemente se necesita ayuda externa.

Mientras sus padres puedan manejarse, los estudios muestran que puede ser mejor equivocarse del lado de la independencia. La gente que sigue teniendo control de su vida se califica como más atenta, activa y vigorosa. Puede sentirse impaciente cuando su madre pasa demasiado tiempo para barrer el piso de la cocina, pero si lo puede hacer, probablemente debe dejarla. Por otro lado, cuando está escribiendo cheques a todos los embusteros de la población, puede ser el momento de intervenir y ayudarla con sus finanzas.

Lo esencial para valorar las necesidades de sus padres que envejecen, dicen los expertos, es proporcionar cuidados adecuados pero alentar la independencia todo lo posible. Incluso acciones que pueden parecer pequeñas para usted, como tomar seriamente sus opiniones y escucharlos cuando hablan, los ayuda a sentir que tienen cierto control de su vida.

Considerando un asilo o una vivienda con asistencia

Puede llegar el momento en que sus padres necesiten considerar un asilo — o usted debe pensar en uno para ellos. Si han escogido residir en una vivienda con asistencia, probablemente ya han enfrentado esta eventualidad. Pero si todavía viven en la casa que compraron hace años, un cambio potencial puede causar un estrés indecible. Después de todo, las transiciones son difíciles incluso cuando usted es joven y sano. Imagine lo que debe sentirse verse forzado a cambiarse de una casa querida a un ambiente que usted teme, especialmente cuando está atrapado dentro de un cuerpo que lo está traicionando. Y puede usted haber vivido en esa misma casa durante décadas.

Sólo 5 por ciento de la gente mayor de 65 años vive en asilos, y ese porcentaje ha ido disminuyendo en la última década. Sin embargo, una determinada persona de 65 años de edad tiene 43 por ciento de probabilidades de ir a un asilo en algún momento de su vida, generalmente en la edad muy avanzada. En las pasadas generaciones, cuando había más hijos que padres, cuando menos mujeres trabajaban fuera de casa y los familiares vivían más cerca, era fácil simplemente cambiar periódicamente a mamá y papá con la familia extendida. Ahora esta situación no es a menudo realista.

Tiene usted varias formas de manejar este difícil problema. Considere estas sugerencias:

Tomen una decisión conjunta. Si es posible, hable abiertamente con sus padres respecto a sus opciones (es mejor hacerlo antes que se hayan deteriorado). Deje que desempeñen un papel importante en el proceso de toma de decisiones y que opinen sobre todos los detalles. Asegúrese que sepan que quiere lo mejor para ellos. Si un lugar no es el ideal, asegúrese que entienden que usted quiere considerar otras posibilidades.

Haga la tarea. Hay muchas formas de localizar buenos asilos en su área. Antes de tomar cualquier decisión, solicite literatura del consumidor y verifique cómo están calificados. Hable con todos los que usted conoce que han enfrentado una situación similar para conocer lo que ellos saben de las diversas alternativas.

Haga un recorrido. Visite los asilos que parecen ser los más atractivos para usted. Trate de involucrar a sus padres, si es posible. Vea todo, desde cuartos individuales hasta espacios públicos, como cafeterías y recibidores. Haga muchas preguntas. Haga arreglos para que sus padres tomen un alimento en el asilo — y acompáñelos. Asegúrese que los lugares que eligen estén lo suficientemente cerca para visitas frecuentes.

Sea cariñoso. Recuerde que éste es un tiempo terriblemente atemorizante para sus padres. Hable, toque, comparta historias, conéctese. Cuidado con sentirse culpable. Es parte del proceso. Los psicólogos dicen que sus padres pueden reaccionar como cualquier otro superviviente de un estrés extremo, tal vez gritando, llorando o aislándose. No lo tome como una reacción contra usted. En su lugar, trate de mostrar el mayor apoyo y cariño posible.

Es su turno

Usted pone su corazón y su alma para cuidar a sus padres, y se siente bien por sus esfuerzos. Pero antes que se dé cuenta, es su turno. Ahora necesita usted ayuda de sus hijos o de otros familiares más jóvenes y amigos. ¿Piensa que va a ser fácil? "Muchos preferirían pagar extraños, no tener ayuda, o incluso morir antes que depender de sus seres queridos", escribió Mary Bray Pipher en *Otro país.* "Ellos no quieren ser una carga, el mayor de los crímenes en Estados Unidos".

Cuando la edad avanza, los papeles y las relaciones nos sostienen porque amamos a otras personas — pero también nos beneficiamos cuando otras personas nos aman. Cuando es tiempo de ceder parte del control, todos nos preocupamos de ser una carga. ¿Cómo dejamos a otros ayudarnos y mantenemos al mismo tiempo nuestra dignidad? ¿Cómo nos permitimos ser un poco más dependientes de la generación más joven?

Empiece ahora. Primero que todo, los expertos dicen que se debe empezar tempranamente. Practique cediendo un poco de control en pequeñas dosis cuando está usted en la edad mediana, para que no sea un choque posteriormente. Por ejemplo, sea abierto para aprender algo nuevo de sus hijos o de otros parientes más jóvenes. Especialmente a medida que ellos crecen, su conocimiento de las cosas que usted quiere saber más se ampliará. Deje que lo instruyan.

Amigos queridos. Trate a sus hijos que crecen como trataría a un amigo confiable. Confíe en ellos, cuando es apropiado; acepte sus ofertas de ayuda; sea agradecido cuando levantan una caja de leche sin que se les pida. Una vez que han crecido, ya no tiene un papel estrictamente de padre, al cuidado de un grupo de niños dependientes e inútiles. Practique una relación de dar y recibir basada en la confianza y compañerismo — y aliéntelos a hacer lo mismo con usted. Sea positivo. Apoye sus decisiones incluso si no está de acuerdo con ellas.

Un espíritu tranquilo. Los expertos dicen también que sin importar lo que suceda, trate de mantener una buena actitud. Un sentido de humor y amor por la vida no sólo lo ayudan a aceptar la ayuda cuando la necesita sino que también proporciona un buen ejemplo para los que lo quieren. Igual que le mostraron sus padres lo que podría ser el envejecimiento, así puede usted ofrecer un pequeño vistazo a sus amigos y familiares más jóvenes.

Sólo diga no. Pero no ceda demasiado. Al avanzar la edad, puede ser más fácil y más rápido para otros cepillar su cabello, lavar su ropa, o ir de compras, por ejemplo, en lugar de dejar que usted haga esas cosas. Permanezca en el asiento del conductor. Mientras pueda usted manejar su propia vida, debe hacerlo. La impotencia aprendida puede ser debilitante.

El secreto de una larga vida

Por supuesto, las relaciones involucran mucho más que quién va a cuidarlo en la edad avanzada. Son la verdadera esencia de la vida. Cuando es usted niño, aprende las verdades fundamentales respecto a las relaciones buenas y malas: la alegría de los padres que lo aman, la tristeza cuando un compañero de escuela lo traiciona. Cuando usted es padre, descubre más respecto al universo y su lugar en él. Cuando tiene una esposa amada, se conecta con algo que es más grande y mejor que ambos.

Aunque sus papeles y relaciones cambiarán durante la vida, el hecho es que usted vive más y es más sano cuando se rodea de gente a la que quiere y que tiene reciprocidad de estos sentimientos. Igual que el poeta del siglo XVII John Donne escribió: "Ningún hombre es una isla".

Recuerde también que es a través de las relaciones fuertes y amorosas que podemos, en alguna forma, trascender completamente el envejecimiento juntos.

¿Quién cuidará a mamá?

Pensé que siempre estaría con mamá. Durante un tiempo así fue. Cuando el Alzheimer le robó su capacidad para sus cuidados personales, hice arreglos para cuidados en la casa y yo también ayudé. La llevaba a la iglesia y a las citas del doctor y todavía podía llevar a tres niños a la escuela. Luego mi esposo fue transferido a otro estado. Hablamos respecto a llevar a mamá con nosotros. Ella no quería ir. Algunos días nos aseguraba que todo estaría bien. Otros días nos hacía sentir culpables.

Como si no estuviera sintiendo suficiente culpa, la cosas empeoraron. El estado de mamá se deterioró. Tuvimos que llevarla a una vivienda asistida. Pero se salió en tres ocasiones. Físicamente era cada vez más frágil, por lo que la llevamos a un asilo. Tenía poco personal, y mamá se quejaba en sus momentos de lucidez, que cada vez eran menos. Trataba yo de cuidar a mi familia y de visitar a mamá. Fue terrible. Murió 18 meses después de llevarla al asilo.

Quisiera que hubiera sido mejor, pero aprendí algunas cosas durante ese tiempo. Aprendí que si no podía estar ahí personalmente muy a menudo, podía hacer que las cosas parecieran como si yo estuviera. Sabía los nombres de sus médicos y del personal del asilo y hablaba con ellos regularmente. Aprendí que debía haber preguntado a mamá sobre su situación económica antes que pasara todo esto. Debí haber buscado opciones de cuidados de largo plazo mucho antes que se necesitaran.

Aprendí a cuidarme a mí misma. Traté de hacer ejercicio, comer lo adecuado y dormir lo suficiente. En las charlas en Internet, aprendí que otros están luchando por cuidar a sus padres que envejecen en otras ciudades. Me ayudó compartir sus historias y preocupaciones. Nunca dejé de sentirme culpable, pero me ayudó saber que estaba haciendo todo lo que podía y que no era la única.

Hija preocupada — Dallas, Texas

Puntos a ponderar

- Los padres que envejecen necesitan algunas veces más cuidados de los que una familia puede proporcionar.

- Planee anticipadamente y encuentre una instalación bien manejada antes que la necesite.

- No olvide cuidarse a usted mismo.

Capítulo 7

La independencia

- **Sea inteligente cuando se trata de seguridad.**
- **Todos necesitamos ayuda de vez en cuando.**
- **Busque cuidadosamente en dónde vivir**

Si usted es como la mayoría de la gente, la independencia es la roca sobre la cual ha construido su vida. Más que cualquier otra cosa, aprecia su libertad personal sin el control de otros. Sin embargo, el envejecimiento presenta un reto significativo para la autoconfianza que ha gozado a partir de la vida adulta. Al avanzar los años, el cuerpo y la mente siguen cambiando en formas que finalmente afectarán su seguridad. Esta necesidade básica debe satisfacerse primero — incluso si significa sacrificar algo de la independencia.

El orden de estas prioridades tiene algunas implicaciones profundas. ¿Puede usted permanecer en la casa que pagó con tantos años de trabajo y que arregló con sus gustos personales? ¿Su capacidad física y su ambiente le permitirán hacer algo tan simple como abrir un cajón — y mantenerse alejado de peligros importantes como incendios o caídas? Sin hacer ningún cambio en la forma que usted vive ¿será usted capaz algún día de llamar pidiendo ayuda, tomar el medicamento necesario o ir al consultorio para un examen médico?

Actualmente, un hombre que vive hasta los 65 años tiene un promedio total de esperanza de vida que se extiende otros 15 años.

Probablemente pase 12 de estos años viviendo completamente independiente y los tres restantes con cierto grado de dependencia. Una mujer de la misma edad tiene un promedio de 19 años más para vivir, y puede esperar pasar 14 de ellos como una persona activa e independiente.

Afortunadamente sus opciones para asegurar su propio bienestar son más numerosas cada día. Las industrias han evolucionado para proporcionar a los adultos mayores opciones adicionales en su vida, disminuyendo las violaciones de su independencia.

Pero para que la independencia siga siendo una parte clave en su vida, debe estar dispuesto a valorar objetivamente y acomodar las limitaciones físicas o psicológicas que pueda presentar. Debe buscar las opciones disponibles para enfrentar estas limitaciones. Y debe encontrar regularmente formas de adaptarse a los cambios inevitables que trae la edad.

En este capítulo, usted aprenderá:

- Cómo mantener abiertas sus opciones
- Las formas para asegurar su salud, felicidad y comodidad en casa y fuera de casa
- Los instrumentos que pueden ayudarlo con tareas como abrir una puerta o peinar su cabello
- Y las alternativas de vivienda que coincidan con sus necesidades y preferencias cambiantes

La edad no tiene que significar menos opciones. Esto significa que debe hacer buen uso de las opciones que tiene para mantener el bienestar y la independencia.

Cómo permanecer seguro

¿Qué es esencial para mantenerse independiente? Su seguridad, por supuesto. Mientras más pueda cuidarse, más libertad personal disfrutará. En la mayoría de los casos, los esfuerzos por asegurar un nivel razonable de seguridad personal son tan automáticos que ni siquiera se da cuenta que está filtrando constantemente información de posibles amenazas y evitando el peligro. Si la seguridad no fuera importante para usted, es poco probable que hubiera llegado a la edad actual. Usted es un superviviente.

La edad en sí no requiere mayor cantidad de seguridad, únicamente un enfoque más claro en el comportamiento seguro. Al envejecer, la vulnerabilidad potencial aumenta de manera importante. Puede volverse físicamente más débil que alguien, digamos, que tiene incluso dos tercios de su edad. La velocidad mental puede hacerse más lenta, trayendo una disminución en el tiempo de reacción. Y los medicamentos pueden afectar adversamente el sentido de equilibrio, tacto, sabor, olor y oído.

Hay una condición aquí: debe tener seguridad para seguir envejeciendo, pero al envejecer es más difícil permanecer seguro. Y generalmente son las cosas simples las que tiene que reconsiderar. De acuerdo a la Comisión de Seguridad de Productos para el Consumidor de Estados Unidos, más de 600,000 personas mayores de 65 años de edad son tratadas anualmente en los departamentos de urgencias de los hospitales por lesiones asociadas a productos con los que viven y usan todos los días. En forma similar, las caídas en la casa y en la comunidad causan directa o indirectamente casi 13,000 muertes en personas de 65 años de edad o más cada año.

Por lo tanto, ¿qué hacer? La respuesta es triple:

- Tome más conciencia — en otras palabras, esté preparado.

- Adopte prácticas seguras.

- Cuando se necesite, obtenga ayuda para aumentar las medidas de seguridad.

Hogar, dulce hogar

Es irónico que su hogar, su red de seguridad, su puerto en la tormenta, sea estadísticamente uno de los lugares más peligrosos en que puede estar. Pero tiene que recordar que la residencia promedio lo pone en contacto regular con electricidad, fuentes de calor, agua, superficies resbalosas, escaleras y una multitud de otros peligros físicos.

Por estas razones es particularmente importante revisar su casa — sea una residencia familiar, instalaciones de vivienda asistida o cualquier otro arreglo de vivienda — con su seguridad en la mente.

Busque cosas o áreas que puedan hacerlo perder el equilibrio o tropezarse: escaleras, alfombras, cables de electricidad, líquidos derramados, escaleras portátiles, regaderas y la altura de la tina de baño.

Considere los dispositivos que causan quemaduras o incendios: estufas, hornos, tostadores, cables eléctricos desgastados, contactos y extensiones eléctricos dañados o sobrecargados, cables obsoletos, productos de tabaco, velas y tiros de chimeneas. Las batas de baño con mangas largas que pueden incendiarse son también peligrosas.

En la misma forma una descarga eléctrica puede originarse en cables eléctricos dañados, contactos sobrecargados, herramientas eléctricas demasiado gastadas y aparatos electrodomésticos que se usan en el agua o cerca de ella.

Verifique fuentes potenciales de humos tóxicos — hornos y estufas de gas, calentadores de agua, radiadores, secadoras y garajes.

Ponga atención especial en áreas de alto tráfico que combinan múltiples amenazas como fuentes de agua y electricidad. La cocina y los baños son los puntos principales. Cada uno por separado es uno de los lugares más peligrosos en el hogar. Juntos, pueden ser letales.

Seguridad para evitar caídas

Un tercio de las personas de 65 años de edad o más se caen cada año. Aproximadamente tres cuartas partes de estas caídas ocurren en el hogar, y sólo 5 a 10 por ciento son causadas por "actividades peligrosas" como subir una escalera portátil o pararse en una silla.

Esto deja un número considerable de caídas debidas a la falta de equilibrio, tropezarse en los escalones, enredarse en cables eléctricos, y resbalarse en alfombras y tapetes de la entrada. Estas caídas a menudo implican una cantidad significativa de lesiones. Se calcula que 250,000 personas se fracturan la cadera en Estados Unidos cada año, y se proyecta que la población que envejece va a aumentar ese número a 650,000 hacia la mitad del siglo. Las tasas de mortalidad en el año de una fractura de la cadera son alarmantemente elevadas.

En el hogar. Es claro que necesita vigilar por donde camina en su casa. Los barandales sólidamente afianzados y las barras en los baños pueden ayudar. Al mismo tiempo, considere reemplazar o mover las sillas y mesas pequeñas que podrían tentarlo para usarlas, sólo para romperse cuando apoya todo su peso sobre ellas.

Elimine de los lugares de circulación los muebles bajos, los adornos y las cosas innecesarias o fuera de lugar, como bancos para los pies, otomanas, plantas en macetas y los juguetes de los nietos. Puede tropezarse fácilmente con estas cosas, especialmente si hay poca luz. Nunca deje el cable de la lámpara, del teléfono o de la computadora atravesados por donde camina. Tenga el teléfono fácilmente accesible, o use un teléfono inalámbrico para reducir el riesgo de caídas.

Las luces de noche no son costosas. Instálelas en los contactos del baño y en los pasillos.

Las extensiones eléctricas pueden ser especialmente problemáticas. Los cables que pueden llevar con seguridad la corriente eléctrica deben ser anchos y planos o gruesos y redondos. Ambos tipos pueden ser un problema en una superficie alfombrada. En pisos de madera o cerámica, los cables redondos se vuelven un patín en miniatura que pueden rápidamente hacerle perder el equilibrio.

Siempre mantenga las escaleras despejadas. Examine los bordes y superficies de los escalones, y reemplace cualquier material flojo o resbaloso con alfombras firmemente adheridas, pintura impregnada con arena u otras cubiertas antideslizantes. La luz adicional puede también hacer las escaleras más seguras.

Debido a los bordes doblados y la naturaleza a menudo resbalosa de su tejido, los tapetes pueden ser particularmente peligrosos para tropezarse. Primero decida si la tracción proporcionada por la alfombra es mejor para usted que la superficie del piso debajo de la alfombra. Si el tapete está sobre la alfombra y sirve sólo como decoración, elimínelo.

Si debe usar un tapete en un área en particular, escoja uno con respaldo de hule que no se resbale. Para mantener planos y estables los tapetes, considere usar tela que no se resbale, malla, bajoalfombras o cubiertas. Una luz intensa cerca de la alfombra reduce también las probabilidades de tropezarse.

Cocinas y baños. Los baños y las cocinas son lugares muy peligrosos en cuanto a la posiblidad de caídas. Los elementos combinados de agua, jabón y cosas pequeñas que se caen fácilmente proporcionan retos particulares para los adultos de edad avanzada. El sentido común y la voluntad para andar más despacio lo ayudarán inmensamente. Si se le cae o se le derrama algo, levántelo o séquelo inmediatamente. Si lo deja, pronto podría estar resbalándose y cayéndose.

Entrar a la tina de baño es suficiente para hacer que muchas personas estén momentáneamente inestables, sin importar la edad. Considere agregar una barra o un barandal de seguridad, un

Ilumine su vida

El envejecimiento afecta la vista. Puede esperar que al avanzar los años tenga una disminución de la capacidad para ver detalles finos, un campo de visión más estrecho y disminución drástica de la vista después que oscurece. Cuando tiene 70 años, sus ojos necesitan tres veces más tiempo para ajustarse a la oscuridad que cuando tenía 25 años.

La iluminación es la forma más fácil y práctica para mejorar la seguridad en su hogar. Esté preparado para agregar algo más que una o dos lámparas. A los 40 años, la mayoría de la gente necesita 145 vatios de luz para ver adecuadamente el trabajo cercano. A los 60, ese requerimiento salta a 230 vatios, y a los 80, a más de 400 vatios.

Empiece aumentando la potencia de los focos que utiliza actualmente. Tenga cuidado en mantenerse dentro del rango recomendado por el fabricante, que está marcado en cada elemento. Agregue más luz alrededor de los escritorios, sillas de lectura, bancos de trabajo y barras de la cocina. Ajuste las áreas de trabajo para que estén más cerca de fuentes naturales de luz, como ventanas y tragaluces.

Considere una combinación de luz incandescente, fluorescente y halógena. Las lámparas fluorescentes generalmente producen menos sombras. Las incandescentes proporcionan mayor contraste, y la luz halógena se asemeja más a la luz del sol. Sea consciente también que demasiada luz utilizada en forma equivocada puede encandilar.

Las áreas de su casa que pueden necesitar mejoría en la iluminación incluyen las escaleras, los clósets, el garaje, los anaqueles de almacenamiento, los pasillos, los caminos en el exterior de la casa y los lugares en donde cambia el nivel del piso.

Pregunte a un electricista acerca de agregar interruptores de tres y cuatro vías en los cuartos que más se usan. Esto le permite controlar la luz en más de un lugar, ahorrándole un viaje a través de un cuarto oscuro. La tecnología para los interruptores de control remoto ha mejorado de manera importante, así como el costo de estos dispositivos de seguridad.

Finalmente, la iluminación exterior sensible al movimiento logra mucho más que desanimar a los intrusos. Las lámparas automáticas pueden hacer que el estacionamiento y los viajes entre el automóvil y la puerta sean más seguros.

dispositivo en U que se afianza a un lado de la tina del baño para tener seguridad adicional. Puede también crear una superficie menos resbaladiza dentro de la tina agregando un tapete con ventosas o tiras adhesivas de hule.

Finalmente, piense qué puede hacer si se cae. Moverse con su impulso y rodar sobre una cadera o un hombro puede hacer más suave la caída y evitar huesos rotos. Hombros dislocados y antebrazos rotos son frecuentes en los que tratan de detener abruptamente su caída. Recuerde también mantener un teléfono cerca siempre que esté en una escalera portátil o en un banco. Si se cae, tendrá una forma de llamar pidiendo ayuda. Recuerde pensar siempre anticipadamente si está solo y planea una actividad de alto riesgo.

Seguridad contra quemaduras

Las quemaduras causan un número considerable de lesiones y muertes en adultos de edad avanzada. De todas las muertes reportadas relacionadas con incendios de colchones y ropas de cama, por ejemplo, 42 por ciento fueron en personas de 65 años de edad o más, y 70 por ciento de toda la gente que muere por incendio de las ropas son de 65 años o más.

Las casas y los hábitos de todos los días provocan la mayoría de estos accidentes trágicos. Los hornos, estufas, calentadores, secadoras de pelo, pinzas para ondular e incluso los cojines y cobertores eléctricos pueden producir quemaduras dolorosas o iniciar incendios.

Las quemaduras pueden ser mucho más debilitantes que las pérdidas materiales. Incluso ligeras quemaduras distraen su atención, y una quemadura de segundo o tercer grado tratada inadecuadamente puede llevar a una infección grave. Lo mejor es adoptar prácticas para evitar lesiones en primer lugar.

Examínese a usted mismo siempre que esté operando cualquier utensilio de cocina. ¿Está usted atravesándose sobre los quemadores encendidos en los que sus mangas podrían prenderse? ¿Está ese mango de la cacerola en contacto con la llama del gas? ¿Apagó el horno después de sacar el pollo asado?

En el fregadero de la cocina — y en cada llave de la casa — recuerde que el agua hirviendo puede estar sólo a unos segundos de distancia. Reajuste su calentador de agua, si es necesario, para limitar la temperatura a 52 °C o 54°C. Recuerde también que el uso del agua en cualquier parte de la casa, sea en el baño o en la regadera, puede afectar la temperatura del agua que llega a otras llaves. Un plomero puede agregar válvulas sensibles al calor a las llaves o regaderas para reducir las probabilidades de escaldarse con agua muy caliente.

Evite las extensiones eléctricas cuando use aparatos electrodomésticos pequeños, como secadoras de pelo y tostadores. Los cables eléctricos

Vale la pena planear

Hace unos cuantos años cuando nuestro hijo menor se graduó en la universidad, caí en la cuenta que teníamos el nido vacío. Ahora nuestros hijos ya crecieron, la casa se pagó y mi esposo estaba entrando en los años finales de una carrera exitosa.

Nuestro contador hizo algunos cálculos y nos dijo que no había ninguna ventaja económica real para mi esposo en seguir en la compañía hasta los 65 años. El retiro temprano lo atraía, pero quería seguir trabajando de tiempo parcial después de retirarse, porque muchos de sus amigos se habían deteriorado rápidamente después del retiro.

Nos sentamos en la mesa de la cocina una noche y empezamos a planear seriamente. ¿Queremos seguir viviendo en nuestra población? ¿En esta casa? ¿Queremos vivir en algún otro lugar en el invierno? Si nos cambiamos a otro lado, ¿extrañaremos nuestra casa? ¿Compraremos una casa o un condominio? ¿Estaremos felices viviendo en un lugar donde todos son retirados, o queremos una mezcla de personas?

Ambos tenemos buena salud y muchos intereses, incluyendo que disfrutamos esquiar, en descenso y a campo traviesa. También nos gusta jugar golf, pero no nos gusta el calor excesivo y la humedad. Los inviernos en donde vivimos son fríos y algunas veces con nieve, sin embargo el invierno puede ser un tiempo maravilloso del año. Pero si viviéramos en un lugar en donde el invierno fuera un poco más fácil, no nos escucharían quejar.

Decidimos que podríamos extrañar mucho esta parte del país que había sido nuestra casa desde la infancia — los bosques de robles, las colinas verdes y todo lo que se aprecia de cada estación. Es posible que pudiéramos encontrar una comunidad de retiro en un lugar que tenga todas las estaciones y todas las actividades recreativas que disfrutamos.

En un periodo de cinco años visitamos varias comunidades, algunas de retiro y otras no, en diferentes partes del país. Nos mezclamos con los residentes para tener la percepción de los tipos de personas que de calibre pequeño tan frecuentes en la mayoría de las casas son generalmente inadecuados para estos aparatos.

La edad puede afectar el sistema circulatorio, haciendo que las extremidades estén frías y adormecidas. Por esta razón, es frecuente que los adultos de edad avanzada recurran a calentadores portátiles

---

viven ahí. Buscamos una población con universidad porque a los dos nos gusta tomar clases. Vimos la calidad de la atención de la salud en cada población así como la proximidad a un aeropuerto importante para poder visitar a nuestros hijos y nietos con relativa facilidad. Lo mejor que hicimos fue rentar un condominio un mes en cada lugar.

Mi esposo se entrevistó en un par de compañías. Redujimos nuestras opciones a tres lugares. Durante los pocos años que restaban antes que se retire mi esposo, rentamos un condominio una semana o dos en cada lugar. Nos suscribimos a la edición dominical de los periódicos locales y utilizamos Internet para estar al corriente de lo que estaba sucediendo en lo que podría ser nuestra casa futura.

Seleccionamos una población con universidad en Colorado. Mi esposo tuvo un retiro temprano a los 62 años y nos cambiamos — tal como lo planeamos. Aunque no pudo encontrar trabajo de tiempo parcial (él dice que es por su edad), ofreció voluntariamente su experiencia en una organización de arte no lucrativa. Estoy obteniendo mi segundo diploma de bachiller, ahora en historia del arte.

Tenemos muchos amigos nuevos y nos gusta nuestra nueva vida. Todo lo que queremos está aquí.

Con el nido vacío — Boulder, Colo.

Puntos para ponderar

- El tiempo para pensar en el retiro es mucho antes que usted se retire. Haga un balance de sus finanzas, lo que le gusta hacer en el tiempo libre y las preferencias geográficas.

- Conozca los posibles lugares de retiro. Visítelos en diferentes estaciones. Esté ahí durante periodos extendidos. Hable con las personas del lugar. Rente durante un tiempo.

- El retiro puede ser particularmente difícil para la salud de una persona. Investigue posibles carreras para el retiro o trabajo voluntario. Manténgase razonablemente ocupado.

para tener calor suplementario. Estos aparatos pueden ser seguros, pero debe usarlos con cuidado. La mayoría de estos calentadores no son pesados y por lo tanto fácilmente se voltean. Busque unidades con un interruptor automático en caso que se volteen.

Los calentadores pequeños son también riesgos de tropiezos, causando potencialmente una quemadura y una caída. Coloque el calentador lejos de donde camina y, si es posible, déjelo en el mismo lugar — de preferencia una esquina — así sabe en dónde está.

Las estufas y las chimeneas que queman madera son otras fuentes potenciales de incendios accidentales y quemaduras. Aun cuando haya pasado años disfrutándolas, recuerde que la vista y el olfato disminuidos podrían hacer que de una chispa se desarrolle una llama considerable antes que usted se dé cuenta.

Nunca intente prender una estufa o chimenea con líquido para encender, gasolina, *thinner*, líquido para prender el carbón y otros líquidos inflamables. Además, asegúrese que todos los líquidos inflamables y volátiles estén fuera de la casa o por lo menos lejos de llamas, como los pilotos de los calentadores del agua.

Ciertamente si usted fuma, sabe que los incendios empiezan fácilmente por el tabaco que arde lentamente. Lo que puede no tomar en cuenta es qué fácil es quedarse dormido mientras está fumando en la cama, o cómo la edad puede hacer más lenta la capacidad de reacción si usted ve que está empezando a quemarse algo.

Sea para advertencia de un incendio accidental por cigarrillos o una sartén con aceite inflamado, debe haber detectores de humo en todas las casas. Estas alarmas ruidosas y sensibles son particularmente importantes si sus sentidos están embotados por la edad o los medicamentos. Coloque por lo menos un detector en cada piso de su casa y unidades adicionales cerca de las recámaras. Verifique los detectores de humo cada otoño y primavera. Cambie las baterías cada año. Y tenga un extinguidor de fuego accesible en cada piso de la casa.

Seguridad para evitar asfixia

Como los riesgos de incendios, la asfixia puede afectarlo antes que tenga tiempo de reaccionar. Incluso si reconoce un problema puede estar demasiado débil para responder.

El gas natural y otros combustibles utilizados para cocinar y calentar deben estar contenidos y controlados siempre. Olvidar apagar la hornilla de la estufa adecuadamente está entre las formas más fáciles y más frecuentes de que el gas tóxico empiece a acumularse. Haga un hábito de volver a comprobar que ha apagado completamente las estufas y hornos de gas cuando termina de cocinar. No use ninguno de éstos para proporcionar calor adicional.

Los calentadores de agua y las secadoras de ropa son también frecuentemente alimentados con gas. Si no está seguro de sus aparatos, pida a un técnico que revise el sistema. Haga que el mismo profesional examine los tirajes y quemadores anualmente. Cada vez que use la secadora, limpie donde se atrapa la pelusa, ya que los bloqueos pueden llevar a problemas de escape y son una causa de riesgo de incendio.

Numerosos calentadores en el mercado usan queroseno o gas propano líquido (LP) en lugar de electricidad. Lea todo el material del fabricante que viene con estas aparatos, particularmente las advertencias respecto a la ventilación adecuada. Evite usar estos aparatos a menos que sea totalmente consciente de su potencial para causar asfixia.

Las chimeneas y estufas que queman madera, además de aumentar el riesgo de incendios, pueden liberar monóxido de carbono mortal. Y los vapores de la gasolina almacenada, pinturas con base de aceite y otros líquidos inflamables producen problemas para respirar.

Debido a que muchas casas incluyen garajes, no puede pasar por alto el potencial de intoxicación por monóxido de carbono del automóvil. Calentar el motor en un día de invierno puede hacer que los humos del escape se filtren en el resto de la casa. Numerosas muertes han sido causadas también por los adultos de edad avanzada que conducen el automóvil hasta el garaje y olvidan apagar el motor antes de bajar la puerta del garaje.

Se dispone de un amplio rango de detectores de monóxido de carbono para uso en casa. Pueden conectarse directamente a la red eléctrica, pueden ser operados con baterías o pueden cómodamente instalarse en los contactos de la pared. Considere instalar uno en cada piso y cerca de los aparatos que queman gas.

Seguridad para evitar descargas eléctricas

En vista de las fuerzas involucradas, la electricidad es uno de los sistemas más seguros en la casa. Sin embargo, es bastante fácil ponerse en riesgo de una descarga ligera o incluso electrocutarse.

Si utiliza el sistema eléctrico de acuerdo a su diseño, ayuda a evitar la mayoría de riesgos. No sobrecargue los contactos eléctricos. Minimice el uso de extensiones eléctricas. Si no pueden evitarse, use cables con alambre más grueso —con suficiente capacidad de amperaje o vataje (potencia).

Tenga precaución alrededor de interruptores de luz y contactos desusualmente calientes. Un cableado inseguro probablemente está causando este problema. Los cables expuestos o con aislamiento agrietado pueden presentar un riesgo de descarga eléctrica. Pida a un electricista que los repare.

Tenga especial cuidado con la electricidad en la cocina y en el baño. En ambas áreas es fácil sobrecargar los contactos con aparatos. Incluso aparatos como batidoras y secadoras de pelo pueden tener descargas si están expuestos a condiciones húmedas alrededor de fregaderos y tinas de baño. Los contactos eléctricos cerca de fuentes de agua en el interior de la casa y todos los contactos en el exterior deben estar asegurados con interruptores de circuitos a tierra (GFCI). Pregunte a un electricista respecto a estos interruptores sensibles de circuitos, que reducen el riesgo de descarga eléctrica.

En la misma forma, tenga cuidado con los aparatos electrodomésticos más grandes y el agua. Si deja el fregadero rebosar de agua mientras contesta el timbre de la puerta, por ejemplo, el refrigerador podría estar operando sobre agua cuando usted regrese. En estos casos, pida ayuda en lugar de arriesgarse a una descarga eléctrica por manejar la situación usted mismo.

Su mundo exterior

Aun cuando estadísticamente tiene más probabilidad de sufrir un accidente en la casa, el mundo exterior contiene una gran cantidad de retos para la seguridad de los adultos de edad avanzada. Sea que camine a la biblioteca o admire el panorama en el Gran Cañón, es importante tomar más conciencia de los peligros relacionados con la edad. Varias áreas clave incluyen:

Vehículos automotores. Las lesiones relacionadas con los automóviles y las muertes aumentan de manera importante en las personas de edad avanzada. La Asociación Estadounidense de Personas Retiradas (AARP) calcula que casi 25 millones de conductores mayores de 65 años están todavía conduciendo. Los accidentes de tráfico lesionan a 139,000 adultos de edad avanzada y dan muerte a más de 7,600 cada año.

Esto significa que al envejecer necesita recordar que la vista, el nivel de energía, el oído y los reflejos pueden estar disminuidos.

Esto afecta el desempeño detrás del volante. Si no está seguro de su capacidad para conducir, es mejor evitar las autopistas. También evite cualquier cosa que interfiera con las operaciones básicas para conducir, como el teléfono celular, comer o tratar de alcanzar los controles del tablero. Considere adquirir equipo que lo ayude a conducir — como espejos de punto ciego o recordatorios electrónicos de las señales de vuelta. Y verifique en el departamento local de vehículos automotores si tienen cursos de actualización para conductores. Si completa un curso para conducir, puede reducir sus costos del seguro del automóvil.

Caminar. Considerado como uno de los mejores ejercicios que puede hacer, caminar expone a los adultos de edad avanzada a riesgos. Los estudios han clasificado los accidentes de vehículos automotores que involucran a los peatones de 65 años de edad o más entre las principales fuentes de lesiones de los adultos mayores. Camine únicamente cuando está descansado y atento. Permanezca en la acera. Asegúrese de estar atento a banquetas y otras obstrucciones hasta que se familiarice con su ruta. Use ropa brillante y reflectora cuando camina después de oscurecer. Seleccione zapatos de peso ligero con suelas de hule para caminar.

Viajar. Muchos adultos de edad avanzada tienen el tiempo y los recursos económicos para viajar frecuentemente. Traiga a casa únicamente recuerdos felices siguiendo estas simples sugerencias:

- Antes de salir, verifique a través de fuentes como los Centros de Prevención y Control de Enfermedades.

- Pida al médico una copia breve de su expediente médico, especialmente reacciones alérgicas y los medicamentos actuales, y llévela con usted.

- Lleve copias de los documentos de viaje.

- Cuando esté viajando, preste atención a la gente y situaciones a su alrededor.

El viaje independiente ofrece ventajas grandes para sus aficionados. Si no tiene confianza en sus capacidades para arreglar y llevar a cabo viajes mayores, inscríbase en un viaje guiado. Estando en un viaje guiado se alivian muchos dolores de cabeza y peligros que puede encontrar en un viaje, al mismo tiempo que aumenta el círculo de amigos.

Dispositivos de asistencia: ayuda en la casa

Todos hemos oído la frase "trabaje más inteligentemente, no más duro". Si usted cambia "trabaje" por "viva" empezará a comprender la idea en que se basan los dispositivos de ayuda. Estos instrumentos para vivir más inteligentemente pueden ayudarlo en las tareas de la vida diaria, como pelar una manzana o abrochar su camisa. Algunos son simples extensiones del mango que proporcionan una mayor palanca, mientras que otros son dispositivos diseñados ergonómicamente por la ingeniería de la era del espacio.

"¡Dispositivos!" dice usted. "Yo no quiero usar un montón de muletas sólo para poder pasar el día". Esta reacción inicial es típica — incluso comprensible. Pero antes que clasifique ciegamente los dispositivos de ayuda como una forma de debilidad o capitulación física, considere en cuántos de ellos confiamos para hacer nuestra vida más fácil y más disfrutable.

Es poco probable, por ejemplo, que dude antes de subirse al automóvil para esa corta distancia a la tienda. Un automóvil es un

La actitud ayuda

Para los que necesitan instrumentos de ayuda para enfrentar los cambios físicos del envejecimiento, la actitud hace un tremenda diferencia en qué tan independientes o dependientes se vuelven finalmente.

Considere dos personas de 75 años de edad, que necesitan un bastón para apoyo adicional. La primera considera el bastón con punta de hule como la confirmación de que su cuerpo está más débil y sus habilidades físicas destruidas. El bastón podría mantenerla unos años más, pero la persona está segura que será forzada a una silla de ruedas o, lo que es peor, a estar confinada a la cama.

La segunda ve su bastón como una libertad. Es su forma de garantizar estabilidad al moverse sola sin buscar la ayuda de su pareja o de su hijo adulto. Incluso muestra a su nieta cómo transformar el bastón en un caballito para jugar, mientras le relata cuentos de aventuras de jinetes para su deleite.

Dos personas, circunstancias similares, pero actitudes completamente diferentes respecto a la edad y a la vida.

La actitud da forma a la realidad.

dispositivo de ayuda. El vehículo lo ayuda a llevar a cabo su objetivo: ir del punto A al punto B con mayor velocidad y comodidad.

Todos los dispositivos de ayuda desempeñan esa clase de papel, en un grado o en otro. Si es algo que usted hace todos los días, como peinarse, o de vez en cuando, como mover objetos pesados en el jardín, estos dispositivos pueden ayudarlo. Las dispositivos de ayuda para caminar, como un bastón o una andadera, pueden dejar que aplique más energía en la movilidad y menos en la estabilidad — puede caminar más lejos, más aprisa y con mayor seguridad.

Las casas de artículos médicos, las direcciones en Internet, los catálogos, el departamento de fisioterapia del hospital e incluso la ferretería local están llenos de artículos y materiales específicamente diseñados que pueden ayudarlo en las actividades de la vida diaria. Usando estos instrumentos puede aliviar el dolor, agregar comodidad, aumentar la seguridad, reforzar la confianza, incrementar la capacidad y mantener la independencia.

Dispositivos para las actividades diarias

Los dispositivos de ayuda se utilizan con mayor frecuencia para llevar a cabo actividades diarias simples. Si usa el instrumento adecuado, puede facilitar casi cualquier cosa que necesita hacer o que quiere hacer en la casa.

En el baño, las opciones incluyen asientos plegables para la regadera, reductores para la tina del baño, barras para sostenerse, inodoros que se elevan eléctricamente, regaderas ajustables y llaves de una palanca, entre muchas otras. Puede usted comprar cepillos, peines y esponjas con mango largo. Varios fabricantes tienen cepillos de dientes y espejos manuales con empuñadura de hule espuma para sostenerlos más fácilmente.

En la cocina, es probable que esté usando ya aparatos eléctricos pequeños. Puede ampliar su utilidad encontrando formas nuevas para adaptarlos a sus tareas. Los fabricantes de aparatos incluyen algunas veces sugerencias para usos alternativos. Compre un abrelatas que pueda fijarse debajo del gabinete o de la barra de la cocina. Use un dispositivo para alcanzar objetos distantes con un mango que se aprieta — como los que utilizaban los tenderos de "los viejos tiempos" — para tener acceso fácil a los anaqueles más altos y más bajos.

Dispositivos para el movimiento

De acuerdo al Departamento de Salud y Servicios Humanos, más de 7 millones de estadounidenses usan dispositivos de ayuda para

Una vuelta en el río

En una de nuestras primeras citas, Mary me llevó a su sitio favorito — una vuelta sombreada de un pequeño río fuera de la población. Nos zambullimos y me enamoré. Desde entonces todos los veranos regresamos a nuestro sitio especial.

Durante 35 años estuve escalando los puestos de la compañía hasta llegar a jefe de ingenieros. Mary enseñaba química en la secundaria. Vivimos bien, no extravagantemente, prefiriendo los placeres más simples de nadar en el río, tiempo con nuestros hijos y un buen libro al lado de la chimenea. Cuando llegó el retiro, estábamos listos para contemplar la puesta del sol y viajar por el mundo. Luego, todo se desmoronó.

Mary se estaba haciendo menos lista y un poco olvidadiza. Se le olvidó uno de los cumpleaños de nuestros nietos, que hubiera sido normal para mí, pero no para Mary, la abuela adorada. Un par de veces se quedó fuera de la casa sin poder entrar. Luego dejó una hornilla prendida que disparó la alarma de humo por el alimento que se estaba quemando. Estas cosas no sucedieron todas a la vez, y nos reímos de los "momentos de la gente mayor".

No fue tan divertido cuando Mary se quemó su camisón con una vela. En otra oportunidad, llamó del centro comercial diciendo que no podía encontrar el automóvil. Posteriormente confesó que había estado buscando un auto que habíamos tenido hace muchos años. Peor todavía, se había ido en autobús al centro comercial.

Nuestro vecino sugirió que Mary fuera valorada. Su internista le hizo algunas pruebas iniciales y me dijo que podía ser Alzheimer. La refirió a un especialista para más pruebas. Examinaron su memoria, su sangre, su líquido cefalorraquídeo y le hicieron una RM. Era Alzheimer. Nos dijeron: muchos años buenos todavía, la ayuda está disponible. Pero Mary entendió — y yo también. Estábamos mirando fijamente al vacío. Aturdimiento. Horror. Desconcierto.

Ahora vamos día con día. La ayudo a vestirse en la mañana y le doy el desayuno. Algo de esto es triste y alegre al mismo tiempo. Por ejemplo, no quiere ponerse la piyama al acostarse. Es como si no problemas de movilidad. Un bastón, unas muletas, una andadera o una silla de ruedas pueden ayudar mucho a extender o aumentar la independencia.

---

tuviera sentido del día y de la noche. La hora del día y el día de la semana son irrelevantes. Luchamos. La mitad del tiempo la dejo dormir con la ropa puesta si eso la hace feliz. En momentos más lúcidos, el recuerdo de una amiga o de un evento salen a la superficie. Trata de preguntar respecto a ello, pero las palabras no están ahí. Es el "adiós interminable".

Teníamos planes para ir a París, las Rocosas Canadienses y muchos destinos exóticos más. Ahora un par de horas en el centro comercial es suficientemente bueno. Estamos bien. Mary no es propensa a crisis de violencia como muchas víctimas de Alzheimer. Llora algunas veces y tiene episodios prolongados de depresión, pero la mayor parte del tiempo camina por el jardín, ve fotografías y se sienta en la ventana del estudio.

El verano pasado llevé a Mary al río como siempre. La ayudé a entrar en el agua tibia. Nos quedamos en la parte poco profunda. Una sonrisa de alegría pasó por su cara generalmente inexpresiva. Nos quedamos un rato. Yo salí primero para ayudarla a salir. Ella tomó mi mano, pero su cara tenía una mirada de temor. Se puso rígida. La convencí de que saliera, sabiendo que no podíamos regresar aquí de nuevo. Se me ocurrió que podría haber olvidado cómo nadar.

No quiero estar solo. Tengo miedo que un día su cuerpo esté aquí, pero que ella se haya desvanecido. Durante nuestros 40 años juntos hemos tenido tiempos buenos y tiempos malos. Ahora cualquier tiempo es bueno.

Ingeniero eléctrico — Rockford, Ill.

Puntos para ponderar

- La vida da vueltas inesperadas. Pueden ser necesarios ajustes en la actitud.

- La vida que usted tiene es mejor que no tener vida.

- No desperdicie el tiempo. Es todo lo que tiene para gastar.

Estos instrumentos vienen en una multitud de tamaños, pesos y diseños, por lo que es mejor que un profesional de cuidados de la salud le recomiende el más apropiado para usted. Pida a la misma persona que le ayude a determinar el tamaño adecuado así como la mejor forma de usarlos.

Es un error frecuente, por ejemplo, escoger un bastón demasiado largo. La longitud adicional empuja el brazo y el hombro, produciendo tensión sobre los músculos de la espalda. El estilo del bastón con mango curvo (bastón de dulce) probablemente no sea el más cómodo si usa el bastón diariamente. En su lugar, uno con mango en cuello de cisne descarga el peso directamente sobre el bastón.

La torpeza para usar cualquier dispositivo de ayuda es natural. ¿Recuerda la primera vez que trató de montar en bicicleta o arrojar un anzuelo? La facilidad viene con la práctica.

La tecnología ofrece también una amplia variedad de dispositivos de ayuda para conducir más fácilmente. Por ejemplo, se pueden adaptar controles manuales en la barra del volante. Los montacargas para las sillas de ruedas mejoran el acceso. El costo del equipo más avanzado puede ser alto, pero la movilidad que proporcionan no tiene precio.

Dispositivos para la salud y condición física

Los montañistas usan a menudo bastones para esquiar al caminar por terreno accidentado. Puede usted hacer los mismo para caminar en los alrededores. O use pesas manuales pequeñas, que vienen con una diversidad de empuñaduras, para agregar resistencia a sus sesiones de ejercicios. Otra opción es usar pesas para la muñeca y para el tobillo.

Las bicicletas estacionarias, los escalones y las bandas sin fin son excelentes adiciones a cualquier gimnasio en la casa. Le proporcionan una mejor estabilidad y una forma de regular las rutinas de ejercicio. Si tiene acceso a una alberca, vea la variedad de equipo de flotación que los entusiastas de los aeróbicos acuáticos usan frecuentemente. Este equipo puede agregarse a su programa de entrenamiento. Seleccione dispositivos y actividades que no lastimen las articulaciones.

Dispositivos para recoger información

"El conocimiento es poder" dijo Sir Francis Bacon. Y, podría haber añadido, el poder significa independencia. Uno de los dispositivos de ayuda más útiles a su disposición es la computadora y el acceso que le proporciona a Internet, el medio de comunicación de más rápido crecimiento en la historia.

Si ha adoptado esta tecnología, bien por usted. Pero si es resistente a ella, está perdiendo un instrumento que puede traer el mundo a su puerta. Internet puede transportarlo a cualquier parte, incluyendo la Biblioteca Pública de Nueva York o la oficina de turismo para su próximo viaje.

Si usted quiere, puede usar una computadora para comprar regalos y hacer que los entreguen, pedir comestibles, enviar o ver fotografías de la familia o simplemente platicar con un amigo que vive al otro lado del país. La gran cantidad de información y contactos de Internet pueden ayudarlo sin importar lo que quiere realizar, sea enfrentando nuevos retos médicos o buscando un buen plomero.

Considere tomar clases de computación como una forma de empezar. Son divertidas y puede conocer a otras personas con los mismos intereses.

Una mente abierta

Los dispositivos de ayuda no pueden hacer todo para toda la gente. Pero es muy frecuente que la gente que no conoce el equipo se maraville de lo fácil que es la vida con esa pequeña ayuda adicional. Para mantener la independencia, sea objetivo respecto a las limitaciones físicas — y los instrumentos que pueden ayudarlo a superarlas.

En dónde vivir

Una de las principales ventajas de mantener la independencia el mayor tiempo posible es poder decidir en dónde vivir. No sorprende que, de acuerdo a las encuestas de la AARP, casi 90 por ciento de los adultos de edad avanzada dicen que preferirían vivir y morir en su casa. Aunque la mayoría de la gente teme que algún día se verán atrapadas sin remedio en un asilo, las cifras muestran que sólo un bajo porcentaje de personas mayores de 65 años viven en estas instalaciones. En contraste, más de 90 por ciento de los adultos de edad avanzada viven en su casa o con sus familiares.

Permanecer en la casa actual es sólo una de las muchas opciones. Hablando en términos amplios, las opciones caen en cuatro categorías: vivienda independiente, vivienda compartida, vivienda compartida

Lo adecuado

Tengo la suerte de que mamá sea positiva y alegre a pesar de todo lo que ha pasado. Dos pequeñas embolias, osteoartritis y degeneración macular hacen difícil para ella hacer las cosas por sí misma, pero está determinada a intentarlo.

Un terapeuta ocupacional le mostró cómo usar varios auxiliares y adaptadores. Nunca olvidaré lo contenta que estaba el día que me mostró sus nuevos "juguetes". Con uno podía ponerse sus calcetines (medias) de soporte en la mañana. Con otro, podía alcanzar y tomar las cosas — sus zapatos y las cosas difíciles de alcanzar en el gabinete superior e inferior de la cocina.

Una fundación del hospital le ayudó a pagar la instalación de barras para sostenerse en la tina del baño y barandales en los pasillos. Quitamos la alfombra para que no se tropezara. Luego pulimos los pisos de madera con un lustre arce brillante. Luego convertimos un clóset en un cuarto de lavado para que no tuviera que bajar las escaleras al sótano. Pusimos muchas luces, especialmente en los pasillos.

Mamá no estaba dispuesta a dejar de leer o hacer sus crucigramas. Descubrió libros en cintas para escuchar y una sección extensa de letra impresa grande en la biblioteca. Le conseguimos una lupa manual con luz integrada que ella dice que es maravillosa. Con un par de clicks en el ratón, mi esposo activó los caracteres grandes en su computadora. Le ha estado enseñando como navegar en Internet. Por supuesto, dejó de conducir hace años, pero tiene un pase mensual para personas mayores en el autobús. Una camioneta especial para gente con discapacidades la lleva a lugares que no están cerca de una parada de autobús.

Ahora tiene todo lo necesario, incluyendo una buena actitud, para vivir independientemente.

Hija preocupada — Roanoke, Va.

Puntos para ponderar

- Acepte los cambios y siga siendo positivo. La gente positiva tiende a vivir más saludablemente y más tiempo que los pesimistas.

- Muchas comunidades tienen una variedad de servicios para ayudar a los que tienen incapacidad para mantener su independencia.

- Acepte las limitaciones con dignidad. No vea hacia atrás con enojo.

semiasistida y vivienda con asitencia total. Finalmente, en dónde vivir y cuánto apoyo prefiere dependen de su condición física y mental, preferencias personales, intereses, recursos económicos, familia y disposición para adaptarse al cambio.

Vivienda independiente

El hogar. La palabra sola sugiere imágenes: la casa en que creció, el primer departamento, una pequeña casa que compró con su esposa, la casa de cuatro recámaras en donde se crió su familia. El hogar sigue siendo probablemente el lugar en que usted se siente más a gusto, a salvo y seguro.

La casa actual puede ser la mejor opción para los últimos años de la vida. Puede ser que haya terminado de pagar su hipoteca, por lo que excepto por los impuestos y el mantenimiento está virtualmente gratis en su hogar. Tal vez ha rentado un departamento muchos años, pero es su hogar, y realmente no puede verse cambiándose de la ciudad.

Pero antes de empezar a decir, "Tendrán que sacarme con los pies por delante", dé un vistazo objetivo a su residencia actual para estar seguro que está bien en el largo plazo. Casi 98 por ciento de las casas en Estados Unidos están diseñadas para ocupantes sin incapacidades físicas, a pesar del hecho de que una porción grande de la población necesitará viviendas especiales alguna vez en la vida.

¿Podrá usted subir y bajar con seguridad las escaleras de su casa de dos en pisos los años por venir? ¿El único baño está en el segundo piso? ¿El terreno grande todavía tiene cierto atractivo, o el mantenimiento se está volviendo una carga?

Más de 60 por ciento de los adultos de edad avanzada residen en casas de más de 20 años. Las reparaciones se vuelven más frecuentes al desgastarse los sistemas mayores como la plomería y la calefacción.

Independientemente de la edad de su hogar, la casa o departamento debe acomodarse a su nivel de movilidad, incluir sistemas de seguridad como barandales fuertes y alarmas de humo, y tener suficiente luz y puertas anchas para una andadera o una silla de ruedas. Todo lo que necesite operación manual o trabajo físico no debe requerir más que un mínimo esfuerzo.

Cómo hacer cambios. La modificación puede ser la clave para permanecer en su casa entrañable, esencialmente agregando años a su tiempo ahí. Tiene que comprometerse a hacer o que se haga el trabajo.

Si hay que cambiar las perillas de las puertas por palancas más fáciles de operar, reemplazar los escalones del frente con una rampa o remodelar la cocina para un mejor acceso, los planes de remodelación bien pensados dan nueva vida a su casa. Al mismo tiempo, las características de seguridad pueden mejorarse de manera importante. La investigación sugiere que hasta 50 por ciento de los accidentes en la casa pueden prevenirse con alguna modificación y reparación. Pida a las asociaciones de arquitectos, los centros de personas mayores, los grupos profesionales y los proveedores de materiales de construcción que lo refieran a contratistas que se especializan en esta área.

Cómo cambiar una casa unifamiliar. Un vistazo frío y duro a su casa podría convencerlo de que es tiempo de cambiarse mientras

Cuidados de la salud en casa

Los cuidados de la salud proporcionados en su casa pueden ser una de las mejores opciones para seguir en la casa o departamento actual el resto de la vida. Las dos mayores desventajas de este plan son el costo y el manejo. Pero si tiene los recursos económicos y puede manejar un equipo de cuidados, o confiar su manejo a familiares o amigos, obtiene la opción disponible más independiente para el envejecimiento.

Los cuidados en casa se dividen generalmente en tres tipos:

Cuidados especializados llevados a cabo bajo la dirección de un médico y que consisten en servicios proporcionados por profesionales de cuidados de la salud como enfermeras y terapeutas. Pueden incluir también actividades como diálisis en casa, trabajo médico social y fisioterapia.

Los servicios de apoyo en casa incluyen tareas como limpieza, llevar recados y preparación de alimentos. Estos tipos de servicios pueden ser todo lo que necesita para seguir viviendo independientemente en su propia casa.

Una combinación de estos servicios podría involucrar un equipo de cuidados en casa formado por una combinación de los siguientes: médico, trabajadora social, enfermera, dietista, agencia de cuidados de salud en casa, enfermera visitadora, terapeuta, ayudante de la persona, trabajadora de tareas de la casa y otros. Este equipo puede llevar a cabo un plan detallado de cuidados adaptados para sus necesidades específicas.

usted todavía está en buena condición física. Es posible que una casa de un sólo piso sea lo adecuado, o lo que realmente necesita sea una casa con dos recámaras. Una casa más pequeña podría disminuir los gastos y hacer más fácil el mantenimiento, sea que lo haga usted o que contrate a otros para que lo ayuden.

Si está considerando construir una casa para el retiro o si piensa en una remodelación extensa de su casa actual, vea cuidadosamente un "diseño universal". Éste es un concepto relativamente nuevo de diseño, pensado para toda la vida de los ocupantes. Diferente de la "vivienda accesible", que se refiere a las casas con puertas más amplias, rampas y otras ayudas, el diseño universal considera las necesidades cambiantes de los residentes de largo plazo a través de todos los sistemas, la superficie y el uso de la casa. Esta previsión y especialización puede significar mayores costos, pero los gastos pueden extenderse en un periodo mucho más largo. Para mayor información, visite *www.design.ncsu.edu.*

Otras opciones independientes. Si elige cambiarse, todavía tiene muchas opciones para un estilo de vida independiente simplificado. Los departamentos convencionales, los condominios y cierto tipo de casas pueden proporcionar el espacio que necesita sin la preocupación del mantenimiento exterior. Los vecinos pueden ofrecer ventajas sociales y también seguridad.

Las comunidades de retirados, que proporcionan una diversidad de opciones de vivienda en sus complejos, representan otra opción. Las mejores comunidades reducen los problemas de ser propietario de una casa, atraen adultos de edad avanzada de ideas similares y proporcionan los servicios de la comunidad que sus residentes más quieren y necesitan. Pero puede usted perder la exposición a las familias y vecinos más jóvenes.

Las comunidades de retirados de cuidados continuos o las comunidades de cuidados de la vida van un poco más allá. Estas instalaciones ofrecen múltiples servicios a la carta, por lo que cuando los residentes necesitan cambios, pueden recibir cuidados adicionales en el mismo sitio. Ésta puede ser la mejor opción si quiere hacer un solo cambio y está convencido de que lo gerentes y dueños de la instalación pueden proporcionar el sitio de vida independiente que usted quiere ahora, y el sitio de vida asistida y cuidados especializados que algún día puede necesitar.

Vivienda compartida

A pesar de la libertad, vivir solo no es para todos. Puede obtener algunas ventajas reales, tanto para el bienestar emocional como la seguridad física, compartiendo la residencia, cambiándose con otra persona o familia, o encontrando un grupo de individuos de ideas similares para compartir una vivienda.

Compartir la casa. Compartir la casa con una o más personas o cambiarse a la casa de alguien puede ser una alegría, un desastre o algo intermedio. Considere cualquier arreglo como una prueba para empezar, y tenga discusiones abiertas respecto a la renta, cocina, limpieza y espacio personal. Considere poner los arreglos por escrito. Grupos como el Centro Nacional de Recursos de Casas Compartidas en EUA (*www.nationalsharedhousing.org*), una cámara no lucrativa para información sobre casas compartidas, son un buen lugar para empezar.

Relaciones con la familia. Cambiarse con la familia era la forma en que la mayoría de los adultos hacían la transición cuando dejaban su casa. Pero con las familias alejadas de ahora, ésta no es siempre una opción. Si quiere vivir con sus hijos o lo urgen para cambiarse a vivir con ellos, discuta francamente las expectativas de cada quien. Considere todo, desde las relaciones con su esposa, hasta las finanzas, vivir en espacios asignados, cuidar a los niños y la crianza de los niños antes de cambiarse.

Coviviendas. La gente no relacionada disfruta a menudo las ventajas de vivir como una unidad familiar. Organizadores a través del país ofrecen una colección de residencias para pequeños grupos, cuyos dueños so individuos o cooperativas. Estos arreglos generalmente incluyen un gerente que vive ahí y un pequeño personal, pero son principalmente para residentes que tienen relativamente buena salud. Eso significa que la gente es capaz de caminar sin ayuda y atender sus necesidades personales por sí mismos. Para mayor información visite *www.cohousing.org*.

Comunidad de personas mayores. Aproximadamente 3.5 millones de estadounidenses de edad avanzada viven en desarrollos de múltiples unidades de viviendas. Aproximadamente 20,000 de estos desarrollos son subsidiados federalmente y construidos específicamente para adultos de edad avanzada. Los adultos mayores con ingresos y bienes mínimos pueden calificar para estas viviendas.

Tanto los desarrollos subsidiados de múltiples unidades como los privados incluyen generalmente coordinadores de servicios que pueden representar a los residentes como un agente de servicios, un constructor, un educador, un defensor y un monitor de comunidad de la calidad, entre otras responsabilidades.

Vivienda compartida semiasistida

Si espera necesitar cierta ayuda para bañarse, vestirse, la preparación de los alimentos y las tareas de la casa, entonces los cuidados compartidos semiasistidos podrían ser una alternativa válida a contratar ayuda privada en la casa.

Las comunidades de retirados con cuidados continuos, las casas con comida y cuidados, los centros de retirados, las viviendas congregadas y las viviendas residenciales para personas mayores ofrecen niveles variables de personal de apoyo, dependiendo del operador y de las necesidades de los residentes. Los programas de familias sustitutas, generalmente operadas por la comunidad, ofrecen servicios similares con base en un residente por familia.

Estos centros de vivienda asistida generalmente ofrecen un menú de opciones, permitiéndole adaptar sus servicios y costos a sus necesidades específicas. Las instalaciones que proporcionan menos servicios generalmente permiten que especialistas externos le proporcionen ayuda privada si la necesita.

Muchos arreglos de viviendas asistidas cobran una renta mensual por un departamento con servicios, alimentos, limpieza, lavandería y un sistema de llamadas de urgencia. Los servicios adicionales deben pagarse por separado.

Estos arreglos de vivienda supervisados funcionan bien para residentes que tienen deterioro funcional moderado. Últimamente se han abierto también instalaciones específicas para determinados trastornos; por ejemplo, una que trata pacientes con enfermedad de Alzheimer. Ninguna de éstas reemplaza a los asilos, que ofrecen cuidados de apoyo total, pero son una alternativa razonable para las personas que requieren alguna ayuda.

Vivienda con asistencia total

Para la mayoría de adultos de edad avanzada, los asilos se consideran como último recurso. La gente siente que estos arreglos de vivienda señalan no sólo una declinación masiva física y mental sino también una pérdida drástica de la independencia. A pesar de estas impresiones, en las circunstancias adecuadas, las facilidades que proveen asistencia total pueden ser una muy buena opción.

Los temores de que terminará en un asilo de cuidados intermedios o en una instalación con cuidados de enfermería especializados están probablemente entre los más infundados en la población de edad adulta. Entre 25 y 50 por ciento de la gente mayor de 65 años necesitará este tipo de cuidados, y la mitad de estas personas tendrán estancias de corto plazo. El número de alternativas viables descritas arriba, significa también que los que han considerado tradicionalmente lugares con asistencia total pueden, de hecho, vivir perfectamente en un ambiente de vivienda asistida.

Si espera cambiarse a un asilo algún día y quiere opinar en esta decisión, ahora es el tiempo de actuar. Tenga algunas conversaciones con familiares o amigos en quienes confía para que tomen decisiones por usted. Visite a alguien que ya está en un asilo bien operado. Cree un plan que lo deje tranquilo sobre el futuro.

El gobierno federal utiliza encuestas accesibles públicamente para tener datos de asilos individuales. La información es a menudo antigua y limitada, pero puede darle una idea de cómo opera una instalación. Aunque los asilos están regulados, es imposible legislar los cuidados, por lo que tiene que tomar en cuenta el elemento humano del personal al seleccionar un asilo.

En cuanto a su independencia, indudablemente sentirá que ha tenido que hacer concesiones cuando finalmente necesite cambiarse a una instalación con asistencia total. Pero todavía tiene el poder de escoger cómo pensar de estos retos y cómo modelan su perspectiva de la vida.

Y finalmente, tenga presente que los asilos tienen a menudo listas de espera para admisión. Su nombre en la lista de espera no lo compromete, pero le da la opción de cambiarse una vez que haya una vacante.

Recursos para el envejecimiento saludable

(en Estados Unidos)

Administración del Envejecimiento (AOA)

Departamento de Salud y Servicios Humanos de EUA

www.aoa.gov

330 Independence Ave. S.W.
Washington, DC 20201
202-619-0724

La información sobre asesoramiento en programas de pensión se puede encontrar en *www.aoa.gov/pension.*

Alianza para Investigación del Envejecimiento

www.livingto100.com

Calcule su esperanza de vida.

Educación y Centro de Referencia de la Enfermedad de Alzheimer

Instituto Nacional del Envejecimiento

www.alzheimers.org

PO Box 8250
Silver Spring, MD 20907-8250
800-438-4380

Academia Estadounidense de Acupuntura Médica

www.medicalacupuncture.org

4929 Wilshire Blvd., Suite 428
Los Angeles, CA 90010
323-937-5514

Asociación Estadounidense de Personas Retiradas (AARP)

www.aarp.org

601 E St. N.W.
Washington, DC 20049
800-424-3410

Consejo Estadounidense de Especialidades Médicas

www.abms.org

1007 Church St. Suite 404
Evanston, IL, 60201-5913
847-491-9091

Fundación Estadounidense para la Ceguera

www.afb.org

11 Penn Plaza, Suite 300
New York, NY 10001
212-502-7600

Asociación Estadounidense de Cuidados para la Salud

www.ahca.org

1201 L St. N.W.
Washington, DC 20005
202-842-4444

Asociación Médica Estadounidense

www.ama-assn.org/aps/amahg.htm

Esta dirección de Internet de la Asociación Médica Estadounidense identifica especialistas. Es llamada *AMA Physician Select.*

Consejo Estadounidense de Educación del Ahorro

www.asec.org

Haga click en *Savings Tools*, Luego vaya a *Ballpark Estimate Worksheet* en esta dirección de Internet para calcular cuánto dinero necesitará hacia el tiempo en que se retira para mantener su estándar de vida actual.

Oficina de la Deuda Pública

www.publicdebt.treas.gov.

Customer Service Branch Bureau of the Public Debt
Parkersburg, WV 26106-2186

CareGuide

www.careguide.net
739 Bryant St.
San Francisco, CA 94107
800-777-3319

Ayuda a los que proporcionan cuidados a adultos de edad avanzada con información y referencias, una red de grupos de apoyo, y publicaciones y programas que promueven la conciencia del público sobre el valor y las necesidades de los que proporcionan cuidados para la salud.

CareThere

www.carethere.com
635 Clyde Ave.
Mountain View, CA 94043
888-236-3961

Esta dirección en Internet ofrece una amplia base de datos de información sobre los cuidados para la salud, finanzas, seguros, productos legales y apoyo emocional, específicamente diseñados para ayudar a los que proporcionan los cuidados para la salud.

Centro de Diseño Universal

www.design.ncsu.edu
Colegio de Diseño
Universidad Estatal de Carolina del Norte
Box 8613
219 Oberlin Road
Raleigh, NC 27695-8613

Consejo de Estándares para Planeadores Certificados de Finanzas

www.cfp-board.org

Red de Co-viviendas

www.cohousing.org
1460 Quince Ave., 102
Boulder, CO 80304
303-413-9227

Consorcio del Consumidor para Viviendas Asistidas

www.ccal.org
PO Box 3375
Arlington, VA 22203
703-533-8121

Easter Seals

www.easter-seals.org
230 W. Monroe St., Suite 1800
Chicago, IL, 60606
800-221-6827

Oportunidades de Viviendas de Casas de Campo para Ancianos (ECHO)

www.seniorresource.com
PO Box 781
Del Mar, CA 92014-0781
877-793-7901

Servicio Localizador de Cuidados del Anciano

Asociación Nacional de Agencias de Área del Envejecimiento
www.n4a.org
927 15th St. N.W., 6th Floor
Washington, DC 20005
800-677-1116

Contacte este servicio para obtener un directorio gratuito de los servicios del envejecimiento en cada estado.

Cuidados Familiares de Estados Unidos

www.familycareamerica.com
1004 N. Thompson St., Suite 205
Richmond, VA 23230

Esta dirección en Internet ofrece recursos variados para satisfacer necesidades específicas y localizadas de los que proporcionan cuidados para la salud, incluyendo apoyo, solución compartida y foros de discusión.

Amigos de la Familia

Consejo Nacional del Envejecimiento
www.ncoa.org
409 3rd St. S.W.
Washington, DC 20024
202-479-1200

Generaciones Unidas

www.gu.org
122 C St. N.W., Suite 820
Washington, DC 20001
202-638-1263

Administración de Finanzas para los Cuidados para la Salud

www.hcfa.gov

Esta agencia federal administra Medicare y Medicaid.

Asociación de Seguros para la Salud de Estados Unidos

www.hiaa.org

555 13th St. N.W.

Washington, DC 20004

202-824-1600

Alianza Interfe de Proveedores de Cuidados

www.NFIVC.org

1 W. Armour Blvd., Suite 202

Kansas City, MO 64111

816-931-5442

Clínica Mayo

www.MayoClinic.com

201 1st St. S.W.

Rochester, MN 55905

507-284-2511

Medicaid

(*Ver* Administración de Finanzas para los Cuidados de la Salud; Administración de Seguridad Social)

Medicare

www.medicare.gov

800-633-4227

(*Ver también* Administración de Finanzas para los Cuidados de la Salud; Administración de Seguridad Social)

Revista *Money*

www.money.com

PO Box 60001

Tampa, FL 33660-0001

800-633-9970

El calculador del retiro en *www.money.com* lo lleva a través de algunos pasos básicos a determinar si el dinero que está apartando ahora lo sostendrá durante su retiro. Los cálculos toman en cuenta variables como objetivos, inflación y reembolsos anuales de inversiones.

Asociación Nacional de Servicios de Día para los Adultos

Consejo Nacional del Envejecimiento

www.ncoa.org

409 3rd St. S.W.

Washington, DC 20024

202-479-1200

Este grupo puede proporcionar información sobre los centros de cuidados para los adultos de edad avanzada en su área.

Asociación Nacional de Administradores Profesionales de Cuidados Geriátricos

www.caremanager.org

1604 N. Country Club Road

Tucson, AZ 85716-3102

520-881-8008

Centro Nacional de Medicina Alternativa y Complementaria

Institutos Nacionales de Salud

www.nccam.nih.gov

PO Box 8218

Silver Spring, MD 20907-8218

888-644-6226

Coalición Nacional de Ciudadanos para la Reforma de los Asilos

www.nccnhr.org

1424 16th St. N.W., Suite 202

Washington, DC 20036

202-332-2275

Asociación Nacional de Familiares Proveedores de Cuidados

www.nfcacares.org

10400 Connecticut Ave., #500

Kensington, MD 20895.3944

800-896-3650

Centro Nacional de Recursos y Normas de la Vivienda y Cuidados de Largo Plazo

www.aoa.gov/Housing/SharedHousing.html

Centro Nacional de Recursos de Viviendas Compartidas

www.nationalsharedhousing.org

Nuevos Estilos de Vida

www.NewLifeStyles.com

800-820-3013

Llame para obtener un directorio de asilos, facilidades de vivienda asistida y comunidades de retiro.

Servicio de Adultos de Edad Avanzada y Sistema de Información (OASIS)

www.oasisnet.org

7710 Carondelet Ave.

St. Louis, MO 63105

314-862-2933

Iniciativa de Donación de Órganos y Tejidos

Administración de Recursos y Servicios para la Salud (HRSA)

www.organdonor.gov

Para obtener una tarjeta de donador, contacte esta dirección del gobierno en Internet.

Sociedad para Cuidados de la Salud

www.choices.org

1035 30th St. N.W.

Washington, DC 20007

800-989-9455

Vea y baje formas específicas de los estados sobre las instrucciones anticipadas, incluyendo formas de poder notarial.

Corporación de Garantía de Beneficios de la Pensión

www.pbgc.gov

1200 K St. N.W.

Washington, DC 20005-4026

800-400-7242

Alternativas de Vivienda para Personas de Edad Avanzada

www.senioralternatives.com

800-350-0770

Llame para obtener un directorio gratuito de asilos, instalaciones de vivienda asistida y comunidades de retiro. Este directorio está disponible también en línea.

Cuerpo de Personas Mayores

Corporación de Servicio Nacional (CNS)

www.seniorcorps.org

1201 New York Ave, N.W.

Washington, DC 20525

202-606-5000

Esta dirección en Internet lo lleva a los siguientes programas en su estado:

• Programa de Abuelos Sustitutos

• Programa de Voluntarios Retirados de Edad Avanzada

• Programa de Compañeros de Edad Avanzada

Red de Personas Mayores

www.seniornet.org

121 2nd St., 7th Floor

San Francisco, CA 94105

415-495-4990

Cuerpo de Servicio de Ejecutivos Retirados (SCORE)

www.score.org

409 3rd St. S.W., 6th Floor

Washington, DC 20024

800-634-0245

Centros de Pastores de Estados Unidos

www.shepherdcenters.org

1 W. Armour Blvd., Suite 201

Kansas City, MO 64111

800-547-7073

Administración de Seguridad Social

www.ssa.gov

Oficina de Consultas Públicas

6401 Security Blvd.,

Room 4-C-5 Annex

Baltimore, MD 21235-6401

800-772-1213

Revista *Today's Caregiver*

www.caregiver.com

6365 Taft St. Suite 3006

Hollywood, FL 33024

800-829-2734

Esta dirección en Internet de la revista *Today's Caregiver* hoy incluye noticias sobre temas específicos, listas de discusión en línea y oportunidades para platicar.

Consejo de Salud de Personas Mayores Unidas (USHC)

www.unitedseniorshealth.org

409 3rd St. S.W., Suite 200

Washington, DC 20024

202-479-6973

Índice

12·95 *8-27-04*